广西红十字会应急救护培训专用教材

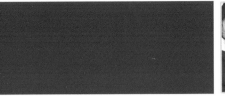
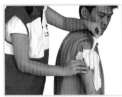
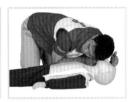

应急救护指南

FIRST AID MANUAL

广西壮族自治区红十字会 编

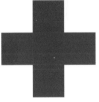

Gvangjsih Minzcuz Cuzbanjse
广西民族出版社

图书在版编目（CIP）数据

应急救护指南／广西壮族自治区红十字会编. —南宁：
广西民族出版社，2015.10（2020.11重印）
ISBN 978-7-5363-6987-0

Ⅰ.①应… Ⅱ.①广… Ⅲ.①急救—指南 Ⅳ.①R459.7-62

中国版本图书馆 CIP 数据核字（2015）第 241799 号

应急救护指南
YINGJI JIUHU ZHINAN

编　　者：广西壮族自治区红十字会
责任编辑：白　煜
装帧设计：熊秋霞
责任校对：吴　艳
责任印制：黄绍红
出版发行：广西民族出版社
　　　　　地址：广西南宁市青秀区桂春路 3 号　　邮编：530028
　　　　　电话：0771-5523216　　传真：0771-5523225
制版印刷：保定市铭泰达印刷有限公司
规　　格：889 毫米×1194 毫米　1/32
印　　张：3.375
字　　数：100 千字
版　　次：2015 年 10 月第 1 版
印　　次：2020 年 11 月第 4 次印刷
书　　号：ISBN 978-7-5363-6987-0
定　　价：13.00 元

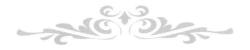

——《应急救护指南》编委会 ——

主　编：冯国平

副主编：潘雪红　　王　宇

　　　　龙军胜　　鹿　涛

编　委：易大瓦　　李　红

　　　　蔡自华　　黄　云

　　　　黄吉宁　　杨　军

　　　　刘丹莉　　方　婧

　　　　鹿亚非　　王　魁

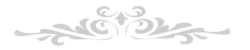

前　言

  随着社会的发展和人们生活水平的提高，生活节奏在不断加快，但各种意外伤害和突发事件也呈现上升趋势。减少各种意外伤害和突发事件造成的人员伤亡，是社会各界广泛关注的热点问题。现代医学告诉人们，在发生意外伤害和事故的几分钟、十几分钟（也称救命的"黄金时间"），在专业医务人员尚未到达现场的情况下，对各类伤病员采取及时、正确的现场急救措施，就能为医院救治创造条件，有效地降低死亡率和伤残率。特别是在交通、旅游、建筑、公安、矿山、林业等容易发生各种意外伤害和突发事件的行业和部门，普及救护培训知识具有十分重要的意义。

  国际红十字运动起源于战场救护，向公众普及现场救护知识和技能是各国红十字会（红新月会）的核心任务和传统工作之一。在我国普及卫生救护和防病知识、进行初级卫生救护培训、组织群众参加现场救护是《中华人民共和国红十字会法》赋予各级红十字会的重要工作职责。为深入开展群众性救护培训工作，中国红十字会总会与公安部、交通部等部门联合下发通知，要求在容易发生意外伤害的行业和部门开展群众性救护培训。

为方便各个行业和城乡居民学习救护知识，培养和增强人们的现场救护意识，并掌握简单实用的救护技能，更好地保护人的生命和健康，广西壮族自区红十字会组织有关专家编写了这本《应急救护指南》，作为各级红十字会开展救护培训的统一教材。同时也希望通过这本书的出版，让读者在轻松的阅读中掌握应急救护的知识，提高自救互救的能力，帮助广大城乡居民将各种意外伤害和突发事件造成的损失降到最低程度，为促进社会和谐、经济快速发展做出积极贡献。

广西壮族自治区红十字会

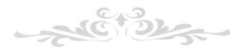

目 录

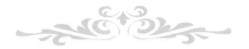

第一章　救护新概念

第一节　现代救护特点

人类进入21世纪以来，社会生产力高速发展，科技日新月异，所以面临意外伤害、灾害事故和危急重症的概率呈明显的上升趋势，特别是近年来各种自然灾害、突发事故越来越多，造成的损失和伤害也越来越大。

掌握简单易学、实用性强的自救互救常识和技能，当灾害发生时就能积极应对，能自保、自救和互救。

一、现代救护的特点

现代救护是立足于现场的抢救。突发事故、危重疾病发生后的几分钟、十几分钟是救命的"黄金时间"，如果此时第一反应者（第一目击者）能对伤病员实施及时、先进、有效的现场救护，如图1-1，就能达到减

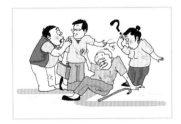

图1-1

轻伤残、挽救生命的目的。

第一反应者（第一目击者）：是指事前经过救护培训，在现场为突发伤害、危重疾病的伤病员提供紧急救护的人。

根据意外伤害、灾害事故和突发危急重症的特点、程度、情况，发达国家和我国的一些地区对警察、消防员、驾驶员、保安人员、教师、导游、高危行业从业人员以及人流密集场所的服务人员等重点人群开展了基本救护知识和技能的培训，有效地降低了死亡率和伤残率。

二、现场救护的步骤

1.现场评估

在紧急情况下，要通过实地感受、眼睛观察、耳朵听声、鼻子闻味等对异常情况作出判断，遵循现场救护的原则和程序，充分利用现场的人力和物力实施救护。

◆ 评估情况：评估时必须沉着冷静，尽快了解情况。先检查现场，包括现场的安全，事故的原因，受伤的人数，自身、伤病员及旁观者是否身处险境，伤病员是否仍有生命危险等。然后寻找现场可以利用的资源，思考需要何种支援，思考可能采取的救护行动。

◆ 保障安全：在进行现场救护时，造成意外的原因可能会对参与救护的人产生危险，所以应首先确保自身安全。例如对触电者现场救护时，必须切断电源，然后才能实施救护。在不能消除存在的危险时，应尽量保证自身与伤病员的距离，确保自身安全。

◆ 个人防护设备：第一反应者（第一目击者）在现场救护中，要采用个人防护用品，阻止病原体进入身体。在可能的情况下，用呼吸面罩、呼吸膜等实施人工呼吸，条件允许时还应戴上医用手套、眼罩、口罩等个人防护品。

2.检查伤情

◆ 迅速检查现场受伤人员的伤势情况，首先确定伤病员有无意识、气道是否通畅、呼吸是否存在、心跳是否搏动、出血情况、伤口大小、骨折部位等。

3.紧急呼救

◆ 确定伤病员受伤情况后，立即启动呼救，如大声呼喊周围人员或拨打急救电话，保护自己，必要时可对现场进行拍照取证。

4.现场施救

◆ 根据现场情况，可选择身边能找到的物品对伤病员实施紧急处理，如用三角巾、领带、皮带、丝袜、衣服、毛巾等对伤员实施处置。

5.安全转送

◆ 迅速将伤病员转移至安全区域，防止二次伤害的发生，或送至专业医疗机构进行救治。

第二节 "生命链"和现场救护的基本任务及主要原则

一、"生命链"

"生命链"是指从第一反应者发现伤病员开始，到专业急救人员到达现场进行抢救的一系列行为所构成的"链"，主要由五个紧密联系的环节组成，如图1-2。

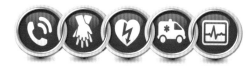

图1-2

1.第一环节——立即识别心脏骤停并启动急救系统

主要工作是呼救。大声呼叫寻求帮助，并拨打急救电话120，必要时还要拨打110或119。

电话呼救的内容有：

◆ 报告人姓名、电话号码以及伤病员的个人情况（性别、年龄、疾病史等）。

◆ 伤病员所在的确切地点（标志性的建筑物、街道、小区、单元号、公里路段等）。

◆ 伤病员目前最危急的情况（心跳呼吸、出血情况、骨折部位、体外表现等）。

◆　伤害性质、严重程度、伤病员的人数。

◆　现场所采取的紧急救护措施。

注意：在征得救援医疗服务（EMS）系统同意后再挂断电话。

2.第二环节——尽早进行心肺复苏，着重于胸外按压

现代医学研究证明，大脑一旦缺血、缺氧4~6分钟，脑组织即开始发生不可恢复的损害。因此，心跳、呼吸一旦骤停，必须在4~6分钟内（最好是在4分钟内）进行徒手心肺复苏，才能有效地挽救伤病员的生命及对后期复苏起到关键性作用。徒手心肺复苏的知识和操作并不复杂，各界民众只要参加培训并认真练习，完全能掌握此项救护技能。

3.第三环节——快速除颤

最容易促进生存的环节。由于早期除颤需要使用自动体外心脏除颤器（即AED），如图1-3，而且AED是国际急救界近些年最重视及推荐的急救器械，并迅速被应用于现场抢救，所以非专业救护人员如警察、消防员、服务场所从业人员，乃至普通民众，掌握除颤的具体方法尤为重要。

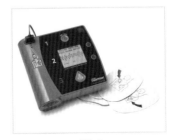

图1-3

及时使用自动体外心脏除颤器进行除颤，将会大大提高心搏骤停抢救的成功率。每延迟1分钟除颤，生存率就以7%~10%递减。1分钟内除颤生存率能达到70%，5分钟为50%，7分钟为30%，9~11分钟为10%，12分钟后仅为2%~5%。如果第一反应者在除颤前实施了心肺复苏（即CPR），也会提高伤病员生存率。

4.第四环节——有效的高级生命支持

经过第一反应者现场为伤病员实施基础生命支持后，专业急救医生赶到现场实施高级生命支持，对伤病员采取对症的或专业技术支持的急救措施，伤病员的存活率会更高，在此不作详细阐述。

5.第五环节——综合的心搏骤停后治疗

为使五个环节得以落实，应完善城镇、社区的急救网络，提供充足的救护车、装备以及对社会大众救护知识技能的培训普及。只有做到急救社会化、结构网络化、抢救现场化、知识普及化，才能使生命链发挥重要作用。

二、现场救护的基本任务

现场救护的基本任务是：

◆ 检伤分类，对伤病员分出轻重缓急并进行分级处理。

伤情分类表

类别	程度	救护标志	受伤情况
第一优先	危重伤	红色	严重头部伤、大出血、昏迷、各类休克、严重挤压伤、内脏伤、张力性气胸、颌面部伤、颈骨伤、呼吸道烧伤、大面积烧伤（30%以上）
第二优先	重伤	黄色	胸部伤、开放性骨折、小面积烧伤（30%以下）、长骨闭合性骨折
第三优先	轻伤	绿色	无昏迷、休克的头颅损伤和软组织损伤
死亡	致命伤	黑色	死亡

◆ 先救命，后治伤，保持气道通畅，保证循环。

◆ 迅速安全地运送伤病员。

三、现场救护的主要原则

◆ 保持镇定，沉着大胆，细心负责，理智科学地判断。

◆ 评估现场，确保自身与伤病员的安全。

◆ 分清轻重缓急，先救命，后治伤，果断实施救护措施。

◆ 在可能的情况下，尽量采取减轻伤病员痛苦的措施。

◆ 充分利用可支配的人力、物力协助救护。

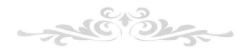

第二章　心肺复苏

心肺复苏(CPR)是自20世纪60年代以来，全球最广泛使用的急救技术，是紧急救护中抢救心跳、呼吸骤停的伤病员最重要的措施。心肺复苏是用口对口的人工呼吸代替伤病员的自主呼吸，用胸外心脏按压形成暂时的人工循环，从而恢复伤病员心脏自主搏动的急救技术。

由于呼吸、心跳突然停止，全身重要脏器尤其是大脑会发生缺血、缺氧。大脑缺血、缺氧3秒钟即感头晕；10~20秒钟可发生昏迷；30~40秒钟瞳孔散大；1分钟呼吸停止；4~6分钟脑组织发生不可逆的损伤；10分钟脑细胞死亡，此时再进行急救，即使心跳、呼吸恢复，也会成为植物人。因此必须在呼吸、心跳突然停止后的4～6分钟内（最好在4分钟之内）实施有效的心肺复苏，这对于后期的复苏具有非常关键的作用。

第一节 人体呼吸系统和循环系统的基本知识

一、呼吸系统

呼吸系统由呼吸道和肺组成，如图2-1。呼吸道是气体进出的通道，包括鼻、咽、喉、气管、主支气管及其分支。肺是进行气体交换的场所。呼吸系统的作用是为机体的新陈代谢提供氧气并排出二氧化碳等代谢产物。

空气中的含氧量为20.94%，二氧化碳的含量为0.04%，其余大部分气体为氮气。经过体内气体交换后，呼出的气体中，氧的含量下降为16%，二氧化碳升高为4%。

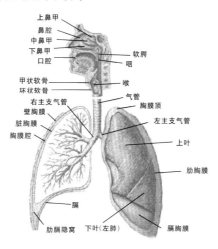

图2-1

二、循环系统

循环系统由心脏和血管组成，如图2-2。心脏是推动血液流动的动力器官，位于胸腔纵膈内，约2/3在正中线的左侧，1/3在正中线的右侧。血管分为动脉、静脉和毛细血管，是输送血液的管道。

正常成年人的心跳频率为60～100次/分。心脏的跳动感觉可通过触摸桡动脉、肱动脉、股动脉、颈动脉等的搏动获得。

正常成年人血液约占自身体重的8%，主要功能是运送氧气、营养物质及排出二氧化碳和代谢产物。

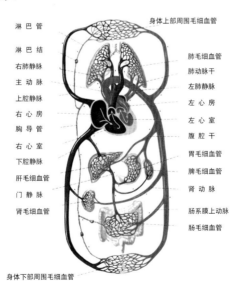

图 2－2

第二节 实施心肺复苏的步骤

一、心肺复苏适用范围

心肺复苏适用于抢救由心血管系统疾病、严重创伤、电击伤、溺水、中毒等多种原因引起呼吸、心跳突然停止的伤病员。

二、心肺复苏具体操作步骤

1.判断意识

做好自我防护，轻拍伤病员双侧肩膀，大声呼叫伤病员，如图2-3。例如："先生/小姐，你怎么了？能听到我说话吗？"如果没有反应，说明伤病员无意识。

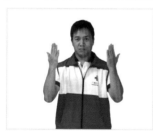
自我防护

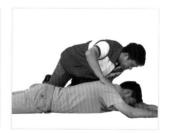
呼叫伤员

图2-3

2.高声呼救

向周围高声呼救，说明现场情况、表明自己身份、寻找懂得救护的人及AED，指定专人拨打120急救电话并将结果反馈，如图2-4。

3.摆放复苏体位

将伤病员双手上举，置于头部两侧，保护颈部，如图2-5。同时，两手贴紧身体固定躯干翻转，如图2-6。

使伤病员仰卧在坚硬的平面上。**切记：请勿放置软垫。**救护者跪于伤病员安全一侧实施救护，如图2-7。

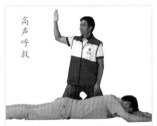

图2-4

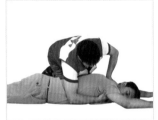

图2-5

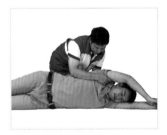

图2-6

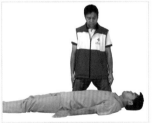

图2-7

4.触摸颈动脉搏动，扫视呼吸

救护员将食指、中指并拢平放在伤病员颈部正中喉结（甲状软骨）上，然后向一侧滑行约两横指，至甲状软骨和胸锁乳突肌之间的凹陷处，如图2-8，稍加力度即可触摸到有无颈动脉的搏动，并观察呼吸运动，如图2-9。

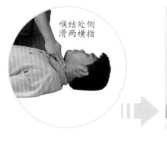

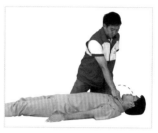

图2-8　　　　　　　　　　　图2-9

5.胸外心脏按压

◆ 按压定位：胸骨下段。救护员一手中指从伤病员一侧肋弓下缘滑到两肋弓交汇处，食指与中指并拢，另一只手的大鱼际(手掌的拇指一侧)从胸骨上凹沿胸骨向下平滑，并于食指相靠，此为按压部位，如图2-10。

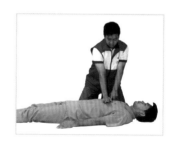

图2-10

◆ 胸外心脏按压：救护员双手手掌重叠，十指相扣，手指上翘，身体前倾，两肘伸直，两肩夹紧，用腰力和上半身的重量垂直向下挤压，使胸骨下陷至少5厘米，然后放松，让胸骨回到正常位置。有节奏地按压30次，按压频率至少100次/分钟，按压和放松时间相等并且要有节奏，如图2-11。按压时要观察伤病员的面色情况和反应。

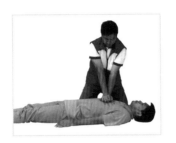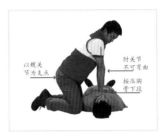

以髋关节为支点

肘关节不可弯曲

按压胸骨下段

图2-11

6.打开气道

检查口腔有无异物，如图2-12。若口中有呕吐物、活动义齿等，应立即清除，如图2-13。

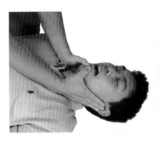

图2-12　　　　　　图2-13

救护员用一只手的小鱼际（手掌的小手指一侧）压住伤病员的前额使头部后仰，将另一只手的食指和中指顶住下颌骨将其抬起，

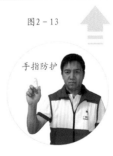

手指防护

帮助头部后仰，气道开放。切记：不可过于用力将伤病员头部后仰。使下颌角与同侧耳垂的连线和伤病员所躺平面成90°，如图2-14。

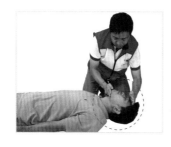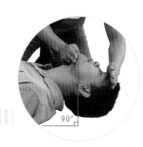

图2-14

7.判断呼吸

在保持气道通畅的前提下，判断呼吸10秒钟，如图2-15。

◆　一看 —— 胸或上腹部有无起伏；

◆　二听 —— 口或鼻孔有无气流声；

◆　三感觉 —— 有无气流拂面。

注：10秒钟计数方式为"1001，1002，1003……1010"。

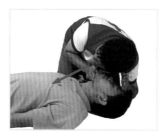

图2-15

8.人工呼吸

　　如果经检查发现伤病员没有呼吸，必须立即进行人工呼吸。保持伤病员气道通畅，捏紧伤病员鼻翼，如图2-16。救护员深吸一口气，包严伤病员的口唇持续缓慢地吹气，吹气时间持续1秒，用眼睛的余光观察伤病员的胸部是否起伏，如图2-17。成人的吹气量为700～1100毫升，观察到胸部有较明显鼓起时即可停止吹气，两次吹气间隔3～4秒。如果确认已打开气道但吹不进气，说明气管有异物，应按海氏急救法进行处理（详见本章第四节）。

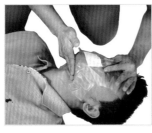 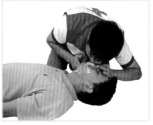

图2-16　　　　　　　　　　图2-17

9.抢救循环

　　单人心肺复苏时，胸外心脏按压与口对口人工呼吸的次数之比为30：2，为一个循环。

10.检查评估复苏效果

　　做五个循环的胸外心脏按压和人工吹气后，检查一次呼吸、心跳。伤病员呼吸、心跳恢复，可调整伤病员成侧卧位，也可保持仰卧位，但要将头部稍侧向一边并后仰；伤病员心跳恢复但没有呼吸时，只做人工呼吸；伤病员心跳、呼吸均没有恢复，继续做心肺复苏，每隔五个循环检查一次呼吸、心跳。

三、儿童心肺复苏操作步骤

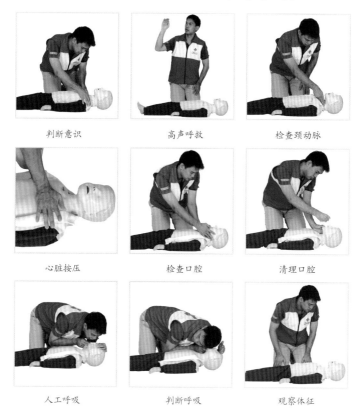

判断意识　　　　　　高声呼救　　　　　　检查颈动脉

心脏按压　　　　　　检查口腔　　　　　　清理口腔

人工呼吸　　　　　　判断呼吸　　　　　　观察体征

注：1岁至青春期（一般认为是12岁）儿童按以上方法实施救护。

FIRST AID MANUAL

四、婴儿心肺复苏操作步骤

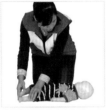

判断意识

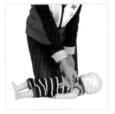

检查肱动脉

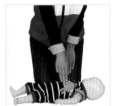

按压定位

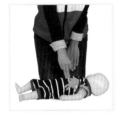

心脏按压

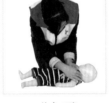

检查口腔

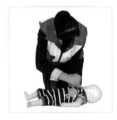

清理口腔

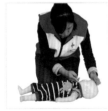

打开气道

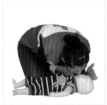

人工呼吸

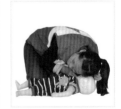

判断呼吸

注：

◆ 出生至一周岁婴儿按以上方法实施救护。

◆ 婴儿心搏骤停，首选的心肺复苏方法是按压和通气同时进行。

◆ 对于婴儿心搏骤停，未经培训的救护员可单纯实施心脏按压。

五、成人、儿童、婴儿心肺复苏比较表

项目		成人	儿童	婴儿
判断意识		呼喊、轻拍肩部		拍击足底捏掐上臂
打开气道		头部后仰呈90度角	头部后仰呈60度角	头部后仰呈30度角
吹气	方式	口对口、口对鼻		口对口鼻
	量	700~1100毫升	胸部隆起	
	频率	8~10次/分钟	12~20次/分钟	
检查脉搏		颈动脉		肱动脉
胸外按压	部位	胸骨下段		
	方式	双手手掌根重叠	单手手掌根	中指、无名指
	深度	胸骨下陷至少5厘米	胸骨下陷5厘米	胸骨下陷4厘米
	频率	至少100次/分钟		
按压和吹气次数比		30：2		

六、心肺复苏有效的特征

◆　伤病员的面色、嘴唇由苍白、青紫恢复红润。

◆　恢复自主呼吸、脉搏搏动。

◆　眼球活动，手足抽动或有呻吟。

七、心肺复苏终止条件

◆　伤病员恢复自主呼吸及心跳。

◆　伤病员经专业急救医生确定死亡。

◆　救护员筋疲力尽无法进行规范操作。

◆　他人接替进行实施心肺复苏。

◆　经30分钟（一般情况下）或50分钟（触电、溺水）实施抢救后。

八、复原（侧卧）位

◆　对心肺复苏成功或无意识但有呼吸、心跳的伤病员，将其翻转为复原（侧卧）位。

◆　救护员位于伤病员一侧，将靠近自身的伤病员该侧的手臂肘关节屈成90°置于头部侧方，另一手搭在对侧肩部，如图2-18。

◆　将伤病员远离救护员一侧的下肢屈膝，救护员一手抓住伤病员膝关节，另一只手扶住伤病员肩膀，轻轻将其翻转成侧卧姿势。

◆　将伤病员置于肩部的手掌心向下，置于面颊下方，使气道打开，如图2-19。

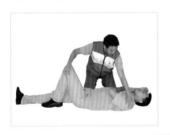
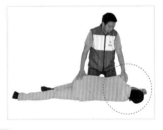

图2-18　　　　　　　　　　　图2-19

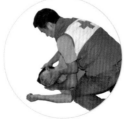

第三节 体外心脏除颤

心脏病患者和触电者在心脏停止跳动前，常常出现心室纤颤。对心室纤颤的伤病员（8岁以下的小儿除外）可实施体外心脏除颤。

徒手除颤的操作：

◆ 定位：同胸外心脏按压部位，但掌心不要翘起，应改为平贴伤病员胸部。

◆ 叩击：救护员另一只手握空心拳，距伤病员胸部30～40厘米，垂直较有力地连续快速地向下叩击自己的手背两次，然后检查心跳有无恢复。若无，立即进行心肺复苏。

第四节 气道异物梗塞急救法

气道异物梗塞多因进食大块或较硬食物、水果、果冻时说笑或跑动，致使食物被吸入呼吸道而造成。气道异物梗塞可发生在不同的年龄组，更多见于儿童和老年人。

一、气道异物梗塞的表现

不完全梗塞的表现：患者极度难受，用手呈"V"字形放在颈前，可伴有咳嗽、喘息，张口吸气时可以听到异物冲击性的高啼声，呼吸困难，口唇、脸色青紫。

应急救护指南

完全梗塞的表现：患者突然不能呼吸、不能咳嗽、不能说话，面色青紫，会因缺氧而导致昏迷甚至死亡。

二、海氏急救法

1.意识清醒者

◆ 询问伤病员："是否噎住了，需要帮助吗？"了解伤病员能否咳嗽或说话，如图2-20。

◆ 如伤病员能用力咳嗽，但咳嗽停止时出现喘息声，应尽量鼓励伤病员用力咳嗽，并让伤病员稍弯腰、低头并张口，拍打伤病员背部，协助患者排出异物，如图2-21。

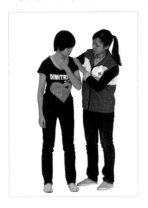 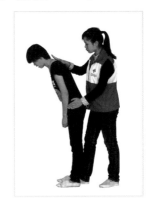

图2-20   图2-21

◆ 如伤病员出现严重气道阻塞，应采取上腹部冲击法。救护员站在伤病员身后，双臂环抱伤病员上腹部，让其上身向前倾。一手握空心拳，拳眼（拇指侧）对准腹部正中肚脐上两横指处，另一只手握紧此拳，如图2-22。

◆　快速向内、向上用力冲击腹部5次，冲击时动作要明显、间隔清楚。反复操作至异物排出，如图2-23。

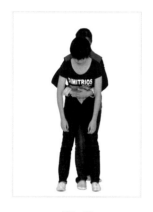
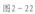

图2-22

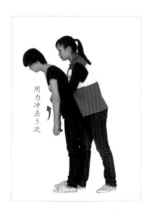

用力冲击5次

图2-23

如伤病员自己意识清醒可按此法自救，将上腹部压在椅背或桌子边缘并快速向内、向上冲击腹部至异物排出。

2.意识不清者

◆　使伤病员仰卧在坚硬的平面上，救护员骑跨在其两大腿外侧，一只手的手掌根放在伤病员肚脐上两横指处，另一只

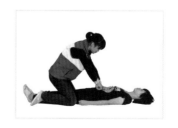

图2-24

手放在定位手的手背上，两手掌重叠，如图2-24。

◆ 双手用力向内、向上冲击腹部5次，冲击时动作要明显、间隔清楚，如图2-25。

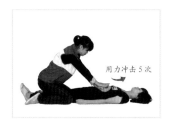

用力冲击5次

图2-25

◆ 检查口腔，看异物是否已被冲出，如已冲出，迅速采取手取异物法将其取出。

◆ 检查有无心跳和呼吸，必要时立即实施心肺复苏。

3.特殊人群(孕妇、肥胖者)

如伤病员是孕妇或由于肥胖不适宜使用腹部冲击法时，救护员可按压伤病员胸骨下段（避免压迫剑突）。连续按压5次后观察效果，无效时可重复进行，如图2-26。

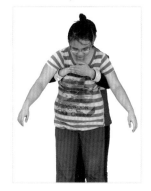

图2-26

三、婴儿气道梗塞的现场急救

◆　边拨打120急救电话边进行现场急救。

◆　将婴儿身体置于救护员一手的前臂上，同时手掌将婴儿的后颈部固定，使婴儿头低脚高位，如图2-27。

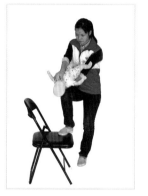
打开气道

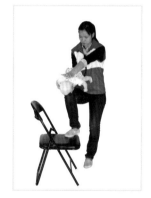
叩击背部

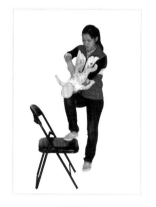
快速按压

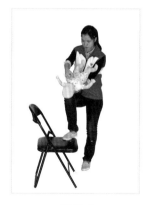
清理异物

图2-27

◆ 用另一只手固定婴儿的下颌角，使其头部轻微后仰，以打开气道。

◆ 两手前臂将婴儿固定，翻转成俯卧位。

◆ 用手掌根叩击婴儿背部肩胛区5次。

◆ 两手前臂将婴儿固定，翻转回仰卧位。

◆ 在婴儿两乳头连线中点下一横指处用两指快速按压5次。

◆ 检查口腔，如异物咳出，迅速采取手取异物法将其取出。

四、手取异物法

救护员用一手拇指将伤病员下唇向下压并包住其下齿，其余四指置于下颌骨处，打开口腔，另一手食指（需做好自我保护）从伤病员口角一侧伸入至舌根处（注意不要将异物退向气道更深处），将异物从另一侧口角勾出,如图2-28。

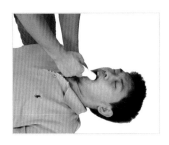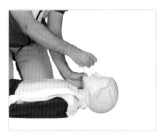

图2-28

注：儿童和婴儿口腔较小者可使用小指

第三章 创伤救护

第一节 概述

一、人体运动系统基本知识

运动系统主要由骨、骨骼肌组成。运动系统主要起着支持、运动及保护的功能。

骨：人体共有206块骨，其形状大小各不相同。骨通过骨连接组成骨骼，如图3-1。

骨骼肌：具有收缩、舒张功能，全身共有600多块，附着于骨骼上。

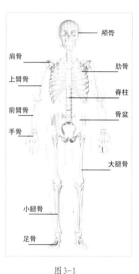

图3-1

二、人体神经系统基本知识

神经系统在人体功能调节中起主导作用，负责联系和调节人体各器官、系统，对体内外各种环境变化作出迅速而完善的适应性调节，从而维持机体的相对稳定。

神经系统可分为中枢神经系统和周围神经系统两部分。

1.中枢神经系统

中枢神经包括脑和脊髓。有控制和调节整个机体活动的作用，脑位于颅腔内，如图3-2。脊髓位于由脊椎骨联结而成的脊椎管内。

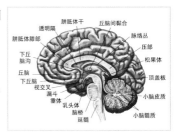

图3-2

2.周围神经系统

周围神经系统是中枢神经系统发出，导向人体各部分的神经，根据连接中枢的部位不同分为两种：一种是与脑相连的12对脑神经，负责支配头部的运动和感觉；一种是与脊髓相连的31对脊神经，负责支配躯干和四肢的运动和感觉，如图3-3。

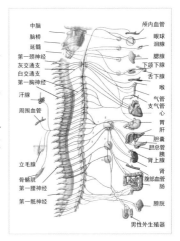

图3-3

周围神经系统担负着与身体各部分的联络工作，起传入和传出信息的作用。它常与血管伴行，损伤后自身不易修复，从而导致肌肉瘫痪和感觉障碍。

第二节 创伤救护

创伤是各种致伤因素造成的人体组织损伤和功能障碍。轻者体表损伤，疼痛或出血；重者出现功能障碍、残疾甚至死亡。创伤救护包括止血、包扎、固定、搬运四项技术。

一、检查伤病员伤情

◆ 头部：检查头部是否有出血、肿胀、骨折等，观察鼻孔、耳道内是否有血液或脑脊液流出。

◆ 颈部：伤病员平卧，救护员用手指从上到下按压伤病员颈部后正中，询问是否疼痛，如有，高度怀疑颈椎骨折。

◆ 胸部：询问伤病员疼痛的部位，观察呼吸情况，判断是否有肋骨骨折。

◆ 腹部：询问伤病员疼痛的部位，检查是否有压痛、反跳痛、胀痛。

◆ 骨盆：询问伤病员疼痛的部位，双手挤压其骨盆两侧，如伤病员有疼痛感，则可断定为盆骨骨折。

◆ 脊柱及脊髓功能：令伤病员活动手指或足趾，如运动消失，可判断为瘫痪；保持脊柱轴线位侧翻伤病员，用指腹从上到下沿后正中线按压，如感到疼痛，可判断为椎骨骨折。

◆ 四肢：检查四肢是否有骨折。

二、止血

1.指压止血法（临时止血）

适用于头、颈部和四肢的动脉出血。用手指压迫伤口近心端的动脉，以阻断动脉血液运输，力度以伤口不再出血为宜，时间在10～15分钟内。四肢止血时应将伤肢抬高超过心脏高度。

◆ 颞浅动脉压迫点：耳屏前上方约1.5厘米处，用于一侧头顶部出血，如图3-4。

◆ 面动脉压迫点：下颌角前约2厘米处，用拇指压迫面动脉，用于面部出血，如图3-5。

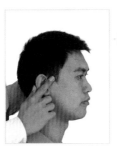 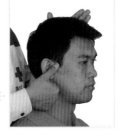

定位

按压

图3-4

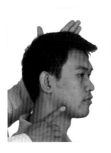 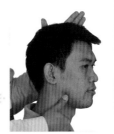

定位

按压

图3-5

◆　颈动脉压迫点：甲状软骨和胸锁乳突肌之间的凹陷处，用拇指向后按压出血处动脉的下端，用于颈动脉损伤。

◆　肱动脉压迫点：救护员一只手抬高患肢，另一只手拇指压迫上臂内侧中部（肱二头肌下缘）的肱动脉，用于上臂下段、前臂和手掌出血，如图3-6。

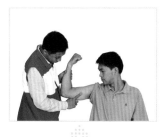 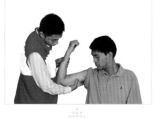

定位　　　　　　　　　　　　　按压

图3-6

◆　尺、桡动脉压迫点：尺、桡动脉在腕部两侧，手掌出血须同时按压方可止血，如图3-7。

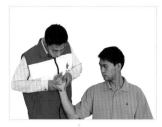 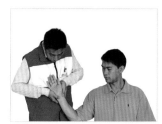

定位　　　　　　　　　　　　　按压

图3-7

◆ 指（趾）动脉压迫点：用两指捏紧指（趾）根部两侧，用于指（趾）损伤出血，如图3-8。

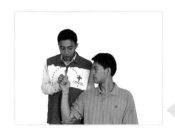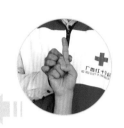

图3-8

◆ 股动脉压迫点：在腹股沟中点偏内侧的下方约1.5厘米处，用手掌根或拳头向外上方按压，如图3-9。

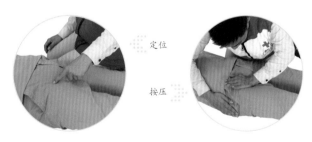

定位

按压

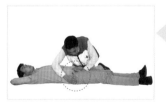

图3-9

◆ 足背、胫后动脉压迫点：足部出血需同时按压足背动脉和胫后动脉。足背动脉在足背前方，内、外踝连线的中点。胫后动脉在内踝与足跟连线的中点，如图3-10。

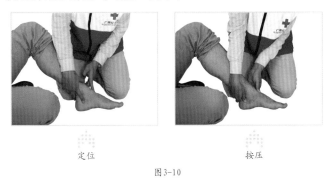

定位 按压

图3-10

2.加压包扎止血法（最常用）

用于全身各小动脉、静脉、毛细血管的出血。用超过伤口周围至少3厘米的敷料覆盖伤口，再加以一定厚度的敷料，达到更好的加压效果，用绷带、三角巾加压包扎固定，如图3-11。

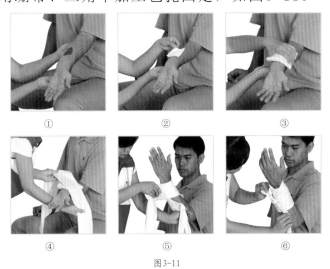

① ② ③

④ ⑤ ⑥

图3-11

3.屈肢加垫止血法（关节以下出血）

伤肢无严重软组织损伤、肢体无骨折时才能使用。在关节处（肘窝、腘窝、腋窝、髋关节）加垫，使肢体弯曲，用绷带或三角巾固定。要注意肢体远端的血液循环，每隔40～50分钟缓慢放松3～5分钟，并用指压止血法做暂时止血处理，如图3-12。

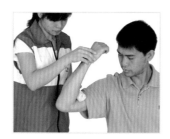

屈肢加压

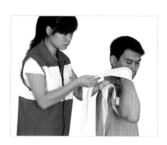

捆扎固定

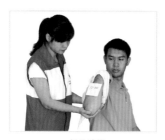

标注时间

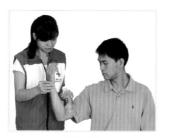

替代材料

图3-12

4.止血带止血法（最危险、慎用）

四肢如果有大血管损伤，或伤口大、出血量多，采用上述止血方法仍不能止血时，方可选用此种方法，如图3-13。

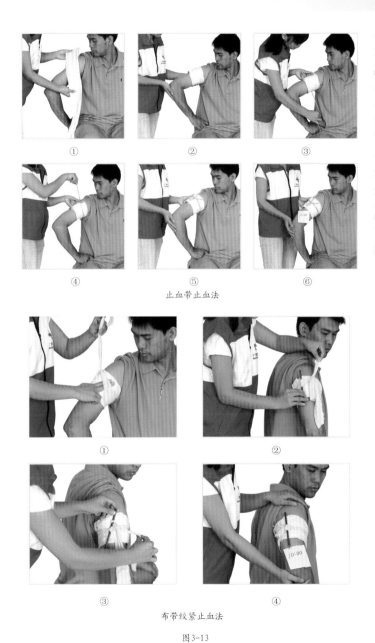

止血带止血法

布带绞紧止血法

图3-13

注意事项：

◆ 不要轻易使用止血带。使用止血带是应急措施，而且是危险的措施。过紧会压迫损害神经或软组织，过松不能止血，过久（超过5小时）会引起肌肉坏死、厌氧菌感染甚至危及生命。所以，止血带只在必要时使用，在加压包扎不能止血的情况下方可暂时使用。

◆ 不要用细麻绳、尼龙绳、铁丝等做止血带。捆扎止血带的部位必须放置衬垫保护，松紧要适宜，在保留残肢希望不大时可靠近伤口的近端。

◆ 不能在上臂中1/3处捆扎止血带，以免损伤桡神经，引起腕下垂。

◆ 准确记录捆扎止血带的时间，检查肢体远端血液循环或出血情况。每隔40～50分钟缓慢解开放松3～5分钟，并用指压止血法止血。松解止血带时要缓慢，以防突然松解而引起再次大出血。

◆ 使用止血带后，要尽快送往医院。

FIRST AID MANUAL

三、包扎

　　用自粘贴、尼龙网套、纱布、绷带、三角巾或其他现场可以利用的布料快速、准确地将伤口包扎，是外伤救护的重要环节，可以起到快速止血、保护伤口、防止感染、减轻疼痛的作用，有利于转运和进一步治疗。

1.手足包扎

　　◆　"8"字包扎法：适用于手掌、肘关节、踝关节和其他关节处伤口，宜选用弹力绷带。以手掌和腕关节为例，用无菌敷料覆盖伤口，包扎手时从腕部开始，先环行缠绕两圈，然后经手和腕关节"8"字形缠绕，最后绷带尾端在腕部固定，如图3-14。

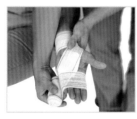　环形缠绕

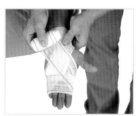　"8"字缠绕

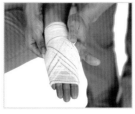　腕部固定

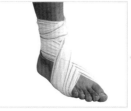　足部包扎

图3-14

应
急
救
护
指
南

◆ 螺旋包扎法：适用于肢体粗细均匀的部位。先环形固定，螺旋向上包扎，环绕时压住上一圈的1/2或2/3，最后固定绷带，如图3-15。

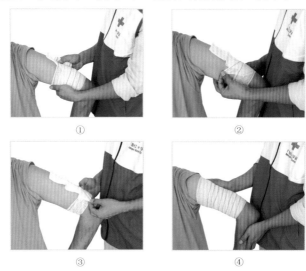

图3-15

◆ 螺旋反折包扎法：适用于肢体粗细不均的部位，如小腿、前臂等。先用环行法固定始端，每包扎一圈反折一次，反折时，左手拇指按住绷带上面的正中处，右手将绷带向下反折，向后绕并拉紧，反折处不要在伤口上，如图3-16。

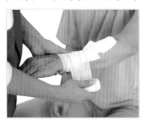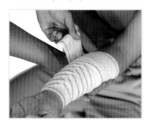

图3-16

2.头部帽式包扎

将三角巾的底边反折约两横指宽，边缘置于伤病员前额并齐眉，顶角向后放于脑后，三角巾的两底角经两耳上方拉向头后部交叉并压住顶角，再绕回前额相遇打结，一只手压紧前额的三角巾底边，另一只手将顶角向下拉紧后折叠掖入交叉处内，如图3-17。

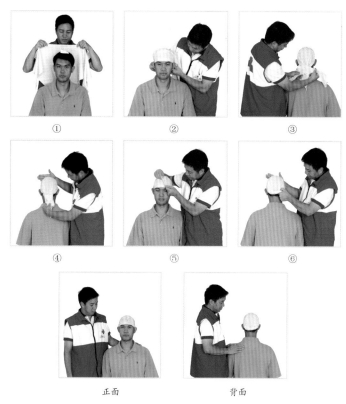

正面   背面

图3-17

3.双眼包扎

　　将三角巾折成约四横指宽的带状，带的中点放在脑后枕骨粗隆下，过两耳下方至前额交叉并覆盖双眼（露出鼻翼），再绕过对侧耳上方，一段过枕后在一侧头部与另一段相遇打结，如图3-18。

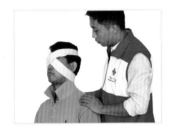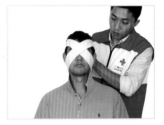

图3-18

4.肩部包扎

　　◆　单肩：三角巾折叠成燕尾式，燕尾夹角约90°，大片压小片，放于肩上，燕尾夹角对准伤侧颈部，底边向内上折平后包绕上臂上部并打结，拉紧两燕尾角，分别经胸、背部至对侧腋下打结，如图3-19。

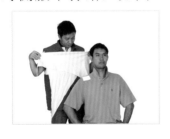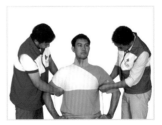

图3-19

◆ 双肩：三角巾折叠成燕尾式，燕尾夹角约120°，对准颈后正中部，披在两边肩上，底角从肩部包过腋下，打结固定，如图3-20。

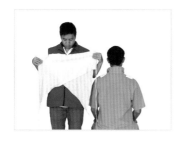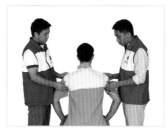

图3-20

5.胸部包扎

三角巾折叠成燕尾式，夹角约100°，夹角对准胸骨上凹处，两底角过肩于背后，将三角巾顶角系带绕背部于另一端打结固定，一底角拉紧穿横带上提与另一底角打结，如图3-21。

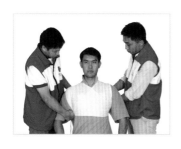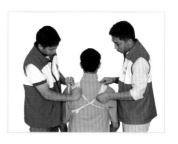

图3-21

6.腹部包扎

三角巾底边向上，顶角向下，横放在腹部。两底角围绕腰部相遇打结。顶角系带由两腿间拉向后面与两底角打结，如图3-22。

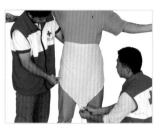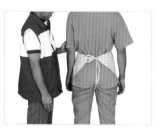

图3-22

骨盆（臀部）包扎方法原理与此相似：三角巾底边向上，顶角向下，横放在腰部，两底角围绕腰部相遇打结；顶角由两腿间拉向前与两底角打结，如图3-23。

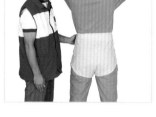

图3-23

7.单侧臀部包扎

三角巾折叠成燕尾式，燕尾夹角约60°，朝下对准外侧裤线，大片压小片，放在伤侧臀部，将斜的燕尾巾底边面向伤病员折平，包绕

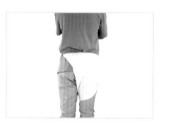

图3-24

过腰部到对侧打结，两燕尾角包绕伤侧大腿根打结，如图3-24。

8.膝关节带式包扎

将三角巾折叠成适当宽度的带状，将中段斜放于膝部伤处并包住髌骨，两端向后交叉，换手返回后分别绕至膝前并压紧髌骨的上下缘，包绕肢体一周并打结，如图3-25。

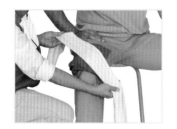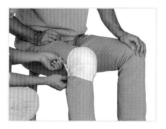

图3-25

四、特殊伤口的处理

大而复杂的伤口，现场不冲洗、不复位、不乱用药。

1.肢体断离伤处理

交通意外、机器碾压、刀砍伤等严重创伤，均可造成肢体（如手指、脚趾或四肢）与身体完全断离。

救护员为伤病员有效止血后，对残端进行包扎。离断的肢体（包括牙齿、皮肤、骨块）要用布料包好，放入干净无破损的塑料袋中，扎紧袋口，如图3-26，再放进另一个装有冰水

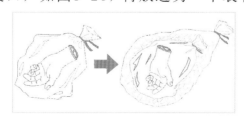

图3-26

混合物的塑料袋中保存。如果离断的肢体尚有部分组织相连，则直接包扎，并按骨折固定法进行固定。如有大的骨块脱出，应同时包好，与伤者一同送往医院，不能丢弃。

常温下离断肢体可存活6小时左右，在低温下可保存更长的时间。

2.内脏脱出处理

如果内脏脱出，不要将内脏马上送回腹腔，以免引起腹腔感染。将脱出的内脏先用大块敷料覆盖，用环形圈垫套住内脏（圈的大小以能将脱出内脏环套为宜），用饭碗或茶缸等将环行圈和内脏一并套住，然后用宽布带将其固定，最后用三角巾做全腹包扎，保持屈膝送至医院，避免咳嗽，如图3-27。

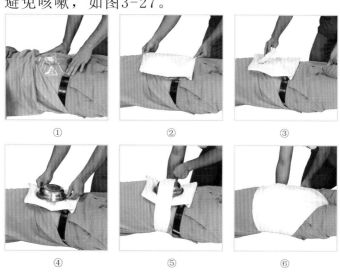

①　　②　　③

④　　⑤　　⑥

图3-27

3.伤口异物处理

不要拔除异物，必要时修短异物后将其固定。用绷带卷或敷料卷圈放在异物两侧，将异物固定（先固定远心端再固定近心端），将三角巾剪洞套过异物后包扎，如图3-28。

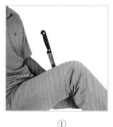 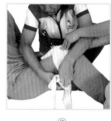 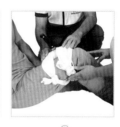

①　　　　　②　　　　　③

图3-28

4.头部伤口处理

用尼龙网套（或用长丝袜、连裤袜代替）固定敷料。如有耳、鼻漏液和出血，说明有颅底骨折，这时不能堵塞耳朵和鼻孔，应将头部抬高15°，避免用力咳嗽、打喷嚏，防止脑脊液逆流造成颅内感染及颅内压增高。现场如有条件，可将耳、鼻周围的血迹及污染物擦干净，再用酒精消毒，如图3-29。

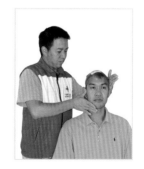

图3-29

五、骨折的固定

由于外力的作用，骨的完整性或连续性遭到破坏，称为骨折。正常骨骼受到外力作用而发生骨折，称为外伤性骨折。若骨骼本身原有某种病变（骨肿瘤、骨髓炎），在轻微的外力作用下发生骨折，称为病理性骨折。根据皮肤黏膜完整与否、骨折断端是否与外界相通，可分为开放性骨折和闭合性骨折。

1.骨折的判断

◆ 畸形、局部疼痛、肿胀、功能障碍。

◆ 异常活动：正常情况下肢体不能活动的部位，骨折后出现不正常的活动。

具备畸形或异常活动其中一点即可判断为骨折。

2.骨折固定的原则

◆ 首先检查意识、呼吸、脉搏，处理严重出血。

◆ 用绷带、三角巾、夹板固定受伤部位，夹板的长度应至少超过骨折处上下两关节。

◆ 外露的骨断端，不要拉动、送回伤口内。

◆ 暴露肢体末端以便观察肢体末端血运。

◆ 固定伤肢后，如可能，应将伤肢抬高。

◆ 如现场存在潜在危险，要将伤员移至安全区再固定伤肢。

◆ 预防休克，注意保暖。

3.前臂骨折固定

◆ 用夹板固定：伤肢呈功能位（前臂屈肘，半握拳，拳心向内），夹板加垫放在前臂外侧，固定骨折上下两端，最后做大悬臂吊，指端露出，检查肢体末端血液循环，如图3-30。

◆ 利用其他器材固定：将杂志或木板等垫于前臂下方，长度超出肘关节和腕关节，用布带将手臂捆绑固定，屈肘位用大悬臂带吊于胸前，指端露出，检查肢体末端血液循环。如果没有木板、书本等物，将自身衣服的衣襟向上反折包住前臂，使用纽扣或夹子固定，这样也可起到一定的固定作用，如图3-31。

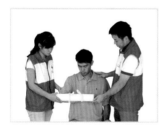
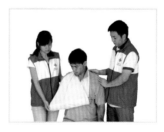

图3-30

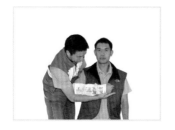
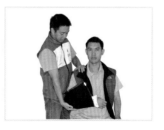

图3-31

应急救护指南

4.上臂骨折固定

◆ 利用夹板固定：肘关节呈功能位，在上臂外侧放置夹板，固定骨折上、下端，用小悬臂带固定前臂，然后再用一块三角巾将夹板和小悬臂带固定于胸壁，如图3-32。

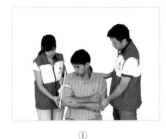

①

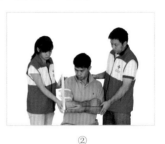

②

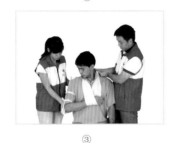

③

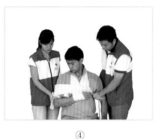

④

图3-32

◆ 利用躯干固定：无任何可用的固定物时，可将三角巾折叠成宽带状，通过上臂骨折部绕过胸廓在对侧打结，如图3-33。

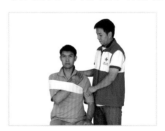

图3-33

肱骨髁上骨折后局部肿胀、畸形，肘关节呈半屈位。肱骨髁上骨折现场不宜用夹板固定，以免增加血管神经损伤的概率。直接用三角巾或围巾等固定于胸廓，前臂呈半屈位悬吊。

5.大腿骨折固定

股骨干粗大，骨折常为巨大外力（如车祸、高空坠落及重物砸伤）冲击所致，骨折后大腿肿胀、疼痛、变形或缩短。损伤严重、出血过多时易出现休克。

◆　夹板固定：夹板从伤侧腋窝到外踝，在腋下、膝关节、踝关节等骨突部放棉垫保护，空隙处用柔软的物品填实，用7条宽带分别从腰、膝、踝下穿过。布带固定的顺序：骨折上、下两端，膝、髋关节，小腿中部，腰部，踝关节。

◆　健肢固定：在两膝、两踝及两腿之间垫好衬垫，用4条宽带将双下肢固定在一起，如图3-34。固定的顺序：骨折上、下两端，小腿中部，踝关节。

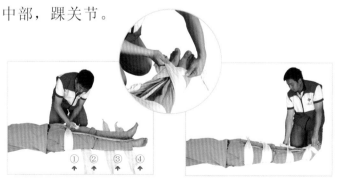

图3-34

6.小腿骨折固定

◆ 夹板固定：夹板从伤侧髋关节到外踝，放于伤肢的外侧，在膝关节、踝关节骨突部放棉垫保护，空隙处用柔软物品填实。固定的顺序是：骨折上、下两端，膝关节，大腿中段，髋关节，踝关节。

◆ 健肢固定方法与大腿骨折健肢固定方法相似。固定的顺序为：骨折上、下两端，大腿中段，踝关节，如图3-35。

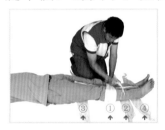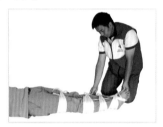

图3-35

7.颈椎骨折固定

受伤后颈部疼痛、僵硬，若脊髓损伤会导致四肢瘫痪。要立即上颈托或自制颈套固定。

◆ 利用颈托固定，如图3-36。

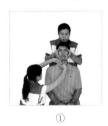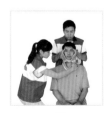

① ② ③

图3-36

◆ 利用自制颈托固定：用报纸、毛巾、衣物等卷成卷，从颈后向前围于颈部。颈套粗细以围于颈部后限制下颌活动为宜。

8.骨盆骨折固定

让伤病员仰卧，两膝下放置软垫，双膝屈膝以减轻疼痛，用三角巾或宽布带从臀后向前包绕骨盆，捆扎紧并在腹前打结，两膝之间放衬垫，用宽布带捆扎固定，如图3-37。

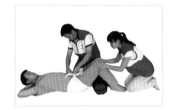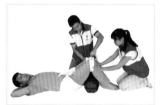

图3-37

9.脊柱骨折固定

脊柱骨折多发生在颈椎和胸腰椎，骨折部移位压迫到脊髓时会造成瘫痪。现场救护时，要尽量保持伤病员的头、颈、躯干呈轴线位(相当于立正姿势)。将伤病员平移至脊柱固定板上，用柔软的物品垫在伤病员身体两侧，如图3-38。

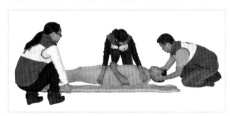

图3-38

10.开放性骨折

用敷料覆盖外露骨头及伤口，在伤口周围放置环行衬垫，至少与骨折端高度相等，以便包扎时保护开放性伤口不受压力。用绷带呈"8"字形包扎固定，用夹板固定骨折处。出血多时要上止血带，如图3-39。

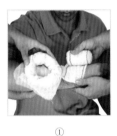 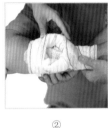 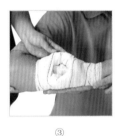

①   ②   ③

图3-39

六、 搬运

搬运和护送过程中注意防止损伤加重，尤其是要防止脊柱再受损伤。要尽量使用硬式担架，少用或不用软式担架。

1.搬运和护送的原则和注意事项

◆ 快速做好现场安全评估和伤情检查。

◆ 现场安全有保证时，应止血、包扎、固定后再搬运。

◆ 尽量保持脊柱及躯体在一条轴线上，防止损伤加重。

◆ 动作要轻巧、迅速。

◆ 将伤病员妥善固定在担架上，注意固定头、颈部，防止在护送过程中扭动和颠簸。

◆ 多人同时搬运时，步调须协调统一。

◆ 途中注意观察病情（意识、心跳、呼吸、瞳孔、面色、伤肢末端血运情况等），并及时处理。

2.徒手搬运

这是对于转运路程较近、病情较轻、无骨折的伤病员所采用的搬运方法，可根据实际情况选择扶持法、背负法、拖行法、爬行法等方法，如图3-40、图3-41。

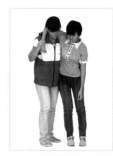
扶持法

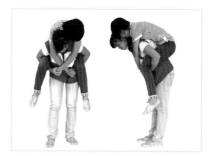
背负法

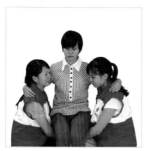
双人搬抬法

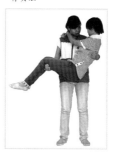
直抱法

图3-40

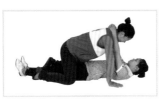

爬行法

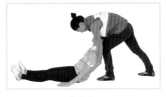

拖行法

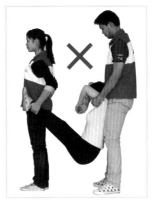

错误的搬运方法

图3-41

3.担架搬运

将伤病员固定于担架上。一般情况下，让伤病员平卧。昏迷者头侧向一边，有脑脊液从耳（鼻）漏出时，将其头部抬高15°，防止脑脊液逆流和窒息。行走时步调一致，昏迷者应头在后，足在前，以便于后面抬担架者观察伤病员。向高处抬时，前面的人将担架放低，后面的人将担架抬高，尽量保持伤病员呈水平状态。

4.颈椎骨折四人搬运法

一人用两手掌保护伤病员的头部，稍用力牵引，使伤病员头部与身体呈轴线位（躺着的立正姿势），第二人上颈托。然后第一人两手掌分别下移至伤病员肩部，拇指在肩前、四指在肩后抓紧伤病员两侧肩部，用前臂夹、托住伤病员的头部。其他三人在伤病员的同一侧，分别在伤病员的肩背部、腰臀部、膝踝部，双手平伸至对侧。四人均单膝跪地，同时用力平稳抬起（保持脊柱为一轴线），放于脊柱板或硬担架上。分别固定头部、躯干、下肢于脊柱板上，双手手腕捆绑后放于腹部，如图3-42。

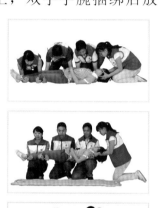
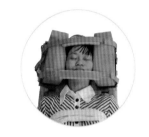

头部固定

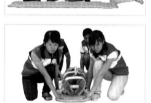
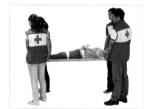

图3-42

5.骨盆骨折的搬运

先用三角巾固定骨盆，将伤病员的双手放于腹部。三人位于伤病员的同一侧，一人专门保护骨盆，一人位于其胸部，一人位于小腿部，同时双手平伸至对侧，用力抬起伤病员放于脊柱板或硬板担架上。在伤病员两膝下放置软垫，使双膝屈曲，将头部、双肩、髋部、双膝用宽布带固定于脊柱板上，防止护送途中扭动和颠簸。

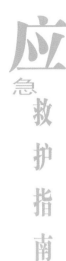

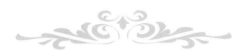

第四章 常见急症的现场救护

第一节 急性冠脉综合征的现场救护

急性冠脉综合征又称冠心病，是中老年人最常见的心血管疾病，是冠状动脉发生粥样硬化而引起的心脏病。

吸烟、高血压、高血脂、高血糖、精神紧张、运动过少等都可能诱发冠心病。

易患因素概括为：肥胖中老年男性易患，"三高"（高血压、高血脂、高血糖）、吸烟饮酒和过度劳累、精神紧张都是诱因。

一、主要症状

◆ 疼痛部位为胸骨中上段，可波及左前胸，并向左肩、左臂、左上臂内侧、下巴、脖子、左肩背部等处放射，如图4-1。

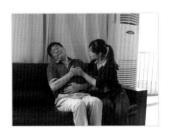

图4-1

◆ 突然出现闷压性、压榨性的紧缩感，常伴有出汗，患者往往被迫停止一切活动。

◆ 诱因有劳累、情绪激动、过饱、寒冷、饮用浓咖啡等。

◆ 最常用的药物治疗方法是舌下含服硝酸甘油片。

二、现场救护原则

◆ 出现心前区疼痛、胸闷、气短、心绞痛发作，应立即平卧，松解皮带、衣领和过紧的内衣，立即舌下含服硝酸甘油片。如有条件，可以吸氧，无条件吸氧时应注意通风，保持空气清新。

◆ 采用疼痛最轻体位服药。服药后不要站立，以免出现直立性低血压而发生晕厥。如果无明显好转，10分钟后再含服一片硝酸甘油片；若仍无效，15分钟左右继续含服一片。多次舌下含服硝酸甘油片不见效且症状不断加重时，应怀疑有心肌梗死的发生。

◆ 冠心病发展到严重状态，就会发生心肌梗死。发病时如果得不到正确、及时的处理，死亡率非常高，所以入院前的急救非常重要。如果伤病员病情险恶、胸痛不解，而且面色苍白、大汗淋漓，可能已发生心肌梗死。

应对措施：首先，让伤病员卧床休息，不要随意走动、用力，以缓解剧烈疼痛；舌下含硝酸甘油片1～5片，每片相隔3～5分钟；服用速效救心丸15～30粒，精神紧张者可以适当服用镇静药，如口服安定1～2片。

◆ 进行以上措施后，尽快给急救中心打电话。在医生到来之前，不能离开伤病员，随时观察其病情变化。如果伤病员突然出现面色青紫、抽搐、大叫、口吐白沫、意识不清、呼吸微弱甚至停止、瞳孔散大等症状，就有可能是在急性心肌梗死的基础上并发了严重的心律失常和心室颤动而导致心搏骤停。此时须进行体外心脏除颤，然后进行心肺复苏，等待医生到来。

第二节 脑血管意外的现场救护

脑血管意外，俗称脑中风或脑卒中。在我国，每12秒钟就有1位新发脑血管意外的病人，每21秒钟就有1人因脑血管意外死亡。脑血管病的高发病率、高死亡率、高致残率和高复发率，已对国民健康形成极大威胁。脑卒中主要表现为病人突然出现意识丧失、偏瘫、偏身感觉障碍等症状。脑卒中可由高血压、糖尿病、心脏病、高脂血症、吸烟等危险因素引发。因此，预防脑卒中需要长期的努力。只有联合治疗，才能使脑卒中的伤病员达到最佳治疗效果。

脑卒中是急症，发病3个小时内伤病员必

须得到有效治疗。一旦发病，伤病员家属要马上拨打急救电话（120），运送伤病员到具备神经科条件的医院就医，切忌自行驾车送病人到医院，以免途中出现意外而延误治疗。

一、主要症状和表现

脑卒中的伤病员多为有高血压病史、50岁以上的中老年人。常在情绪激动、劳动、用力排便、剧烈活动及突然受凉时发病，少数人也可能在休息或睡眠中发病。寒冷季节是发病的高峰期。

如果出现下面症状，就要高度警惕，这些可能是脑卒中的预兆：

◆ 突然单眼或双眼短暂发黑或视物模糊，突然看东西有双影或伴有眩晕。

◆ 突然一侧手、脚、面部发麻或伴有肢体无力。

◆ 突然说话舌头发直、发声不清楚；突然眩晕或伴有恶心呕吐，甚至心慌出汗。

◆ 微笑时口角歪斜。

◆ 没有任何预感突然跌倒，或伴有短时神志不清等。

二、现场救护原则

◆ 伤病员要立即安静卧床，头下垫一软枕。如果条件允许，应就地平卧，身下垫毛毯，天气寒冷时注意保温。

◆ 出现昏迷时要注意保持其呼吸道通畅，可将伤病员头部侧向一边，以防误吸呕吐物而窒息。如有呕吐要及时清理呕吐物。

◆ 立即电话通知急救中心或医院，勿随意搬动伤病员，密切观察病人的生命体征变化。

◆ 密切观察伤病员的意识、呼吸等情况，如果出现心跳、呼吸停止，立即进行心肺复苏。

◆ 伤病员可能有咽部麻痹，应限制其吞咽和进食。

◆ 若有条件，可给予吸氧。注意通风，保持空气流通。

第三节 昏迷的现场救护

昏迷是最严重的意识障碍，即意识完全丧失，伤病员仅存脑干和脊髓反射，主要特征为意识障碍、随意运动丧失、对外界刺激失去正常反应，但生命体征如呼吸、脉搏、血压和体温尚存。

伤病员在出现昏迷时的一些伴随症状往往成为判断病因及进行现场救护的重要线索。所以遇到昏迷的伤病员要对其进行了解、检查，重点是观察伤病员的血压、脉搏、呼吸、体温等生命体征和气道畅通情况，从而确定病情的严重程度。

要特别注意伤病员有无头部外伤；有无皮肤、黏膜异常（皮肤瘀点、瘀斑见于流行性脑膜炎、败血症、血液病等，皮肤呈樱桃红色见于一氧化碳中毒，皮肤潮红见于感染性疾病及酒精中毒）；呼出的气体有无特殊气味（烂苹果味可能是糖尿病酮症酸中毒，氨味可能是肝昏迷，尿臭者要考虑尿毒症，大蒜味提示有机磷农药中毒）。

现场急救原则

◆ 解开伤病员的束缚，保持气道通畅，检查清理伤病员口腔异物，让伤病员平躺头偏一侧或者侧卧位，以防止呕吐物误吸入气道，按压人中，如图4-2。

◆ 有条件的给予吸氧，无条件吸氧时，保持空气流通。

◆ 拨打急救电话，迅速送至就近医院抢救治疗。

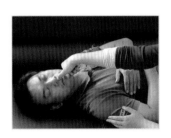

图4-2

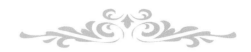

第五章 突发重大意外 事故的现场救护

第一节 突发事件现场 救护原则

突发事件是指由于各种天灾人祸的突然降临，导致人员伤亡、财产损失、生态环境遭到破坏等危及公共安全、具有重大社会影响的紧急事件。

一、现场医疗救护特点

◆ 现场混乱：由于事件发生突然，可导致现场混乱、车辆拥挤、道路堵塞、人员惊恐等。

◆ 医疗救护条件艰苦。

◆ 瞬间出现大批伤病员，需要同时救护。

二、现场救护的原则

1.紧急呼救

尽快拨打急救电话（120），启动紧急救援医疗服务（EMS）系统，并根据事故性质拨打相关紧急电话。

2.先救命后治伤

在现场抢救中，应遵循"先抢后救、先重后轻、先急后缓、先近后远"的救护原则，并做好现场评估，确保自己和他人的人身安全。

3.先分类再后送

当出现大批量伤病员时，现场必须先做伤情分类，把同类伤病员集中到同一种标志的救护区，进行初步救护后送至医院。有的损伤需待伤情基本稳定后方能运送。

4.抚慰伤病员，做好心理支持

突发事件的强烈刺激会使人产生心理恐惧，据统计约有3/4的人可出现轻重不同的灾害综合征。表现为失去常态、轻信谣言等，突发事件给伤病员造成的精神创伤是明显的。对伤病员的现场救护，除早期治疗外，应给予充分的心理安抚及疏导。

5.对伤情进行处理

对呼吸、心跳停止的伤病员，立即实施心肺复苏；根据伤情，进行止血、包扎、固定的处理。

第二节 交通事故的现场救护

现代社会，人们的工作、生活都要与交通工具打交道，所以交通意外是全球意外伤害中最常见的。我国是世界上交通事故死亡人数较多的国家之一，其中以公路交通事故——车祸为最多，严重的车祸可导致人员伤亡，伤情以颅脑外伤、脊柱骨折、胸部损伤为主。

一、交通意外伤害的特点

◆ 伤病员所受的外力强大而且是多方向受力。

◆ 伤势严重而且隐蔽损伤多。

◆ 多发伤和复合伤混合。

多发伤：是指在严重创伤情况下，同一致伤因素导致的一个以上部位的严重损伤，如多发骨折，骨折合并颅脑、胸腹部损伤等。

复合伤：是指由不同致伤因素，同时或相继造成的不同性质的损伤，如车祸致伤的同时又受到汽车水箱热水的烫伤。复合伤增加了创伤的复杂性。

◆ 常常是多人同时受伤。

◆ 死亡率和致残率高。

二、交通意外伤害致伤类型

1.减速伤（挥鞭性损伤）

当高速行驶的车辆突然减速或停止时，强大的惯性和推力致使车内人员严重受伤，这种伤害叫作减速伤。发生减速伤时，人的头部和体内脏器会猛然向前移位，然后又恢复原位（前后快速摆动），会造成颈椎错位、骨折以及心脏和冠状动脉挫伤，但没有明显的外出血和局部伤害表现，是隐蔽伤，极易在现场抢救中被忽略。

2.撞击伤

撞击伤是机动车在行驶中直接撞击行人所致的伤害，是机动车事故中较常见的伤害之一。受伤部位多为被撞击处及体腔内脏器，由于车速快，力量大，一旦被撞击，伤势会非常严重。

3.碾搓伤

伤病员被车轮或车身推挤或由搓力所致的伤害。碾搓伤可致大面积软组织、骨骼及脏器损伤。

4.压榨伤

伤病员身体被车轮或车身压榨而致伤。伤病员一旦被压榨，伤情会极其严重，多在数分钟内死亡或当即死亡。

5.扑跌伤

伤病员被车身刮倒或被猛烈抛出，或是车辆行进中跳下车而摔伤。伤病员猛烈摔倒在地，会引起多处骨折、脏器破裂出血或颅脑损伤。

6.烧伤

汽车油箱起火，导致人员烧伤。烧伤面积越大、越深，后果越严重。

7.淹溺伤

车辆坠落入江、河、湖、海中引起的车内人员伤亡。

交通意外中，前两种损伤因没有明显的外在伤口和出血极易被忽视，很容易错失救护良机，并且如果救护不当，更易造成进一步损伤，须特别注意。

三、交通意外现场救护的原则

◆ 保持镇定，拨打110、120、122等紧急呼救电话，报告事故地点、伤亡人数等情况。（呼救要点详见第一章第二节）

◆ 采取预防措施（如在事故车辆的前后方放置明显的标志），关闭车辆引擎（但不能拔出钥匙），拉紧手动刹车，用石头固定车轮以防止汽车滑动。

◆ 遵循"先救命，后治伤"的原则。

◆ 小心移动伤病员，注意保护脊柱。

◆ 环境允许时，快速全面检查伤病员，依次进行止血、包扎、固定等现场急救（详见第三章第二节）。

◆ 伤病员人数多时，必须进行伤情分类，分清轻重缓急（详见第一章第二节）。

◆ 共同开展救护时要服从分配、互相配合、敢于负责。

◆ 注意保护现场，为事故责任划分提供依据。

四、车辆起火的逃生

汽车自燃或因碰撞突然起火，驾驶人和乘客不要惊慌，只要采取正确的救火、逃生措施，不会出现人员受伤事件。汽车突然起火，驾驶人应立即熄火、切断电源，关闭点火开关。立即离开着火汽车，车门无法打开时，可用车内安全锤敲击前后挡风玻璃或车窗处逃生。脱离着火车辆以后，在确保自身及其他人员生命安全的情况下，迅速使用灭火器或其他灭火器材扑灭火焰。火势较大时，应及时呼救火警。

车内安全锤使用方法：敲击车窗四个角及边缘，切勿敲击玻璃中央及胡乱敲击。

车内禁放物品：打火机、香水、老花镜、碳酸饮料、手机或数码相机等，以上物品均易引起爆炸或起火。

五、交通意外现场救护常见
　　情况的处理

　　交通事故伤害多为肢体创伤、骨折、头部或内脏损伤、烧伤等，在专业急救人员到来之前，可针对现场的情况进行简单的止血、包扎、心肺复苏等急救。

　　◆　如伤病员清醒，应询问何处疼痛、出血及活动受限情况。

　　◆　情况允许时，使伤病员远离事故地点，在安全且空气良好处加以施救。当伤病员被车辆卡住或压住时，可设法抬高车辆，但不要强行移动伤病员，尽可能在原地进行止血、包扎。

　　◆　如伤病员已昏迷，可先松开伤病员颈、胸、腰部的贴身衣服，将头转向一侧并清除口鼻中的呕吐物、血液、污物等，以免引起窒息。

　　◆　如伤病员心跳和呼吸均停止，应立刻进行心肺复苏抢救。

　　◆　判断伤病员的出血、骨折情况后，迅速进行止血、包扎、固定。

　　◆　如伤病员关节损伤，保持损伤时的状态，安放到固定位置，保持伤处静止不要活动或复位关节。

　　◆　伤病员如出现昏迷、瞳孔缩小或散大、对光反应消失或迟钝，应考虑有颅内损伤的情况，保持呼吸道畅通，并密切注意伤病员的呼吸和脉搏，尽快送医院抢救。

◆ 如车辆起火，要迅速扑灭伤病员身上的火焰。向全身燃烧的伤病员喷冷水灭火，脱下烧着的衣服，用冷清水冲洗伤处以降温。不要弄破表皮水泡，用干净的毛巾或衣服覆盖伤处以保护创面，防止污染。

◆ 不可撕去伤处粘连的衣服，不可在伤处粘贴创可贴或覆盖棉花及有绒毛的物品。

◆ 烧伤者非常口渴时可饮少量淡盐水或淡盐茶。

◆ 经常注意伤病员的呼吸、心跳和意识情况，使用语言安慰。

★伤病员腹部肌肉紧张时，可把膝关节下垫高些。

★伤病员呼吸困难时，保持坐姿以便呼吸通畅。

★如伤病员昏迷，最好保持侧卧或将其头部转向一侧。

六、驾驶员常备急救物品

一旦发生交通意外，一个实用的急救包能有效减少事故的死亡人数。当您遭遇车祸并有人受到伤害时，请在等待救援的时间里，利用急救包内的急救物品，对受伤人员进行现场救护。

急救基本用品：绷带4卷，三角巾2条，大、中、小规格的自粘敷贴各2～4个，消毒棉垫4个，医用胶带1卷，创可贴4个，消毒湿巾6张，消毒棉棒1包，别针4个，剪刀1把，手电筒1个，骨折夹板2副，镊子1把，体温计1个，人工呼吸膜2个，一次性医用手套4副。

除以上专用急救用品外，还可以在身边常见之物中找到相应的替代品，在事故现场条件有限时为专业急救赢得时间。以下物品可作为专业急救用品的代替品。

长筒丝袜：可在应急处理时做绷带用。

领带、皮带：骨折时可以做悬挂、固定夹板或止血带用。

手帕、毛巾、浴巾：出血时可止血，也可作冷、热敷用；骨折时可做三角巾用。

杂志、尺子、厚包装纸、伞、手杖、汽车长形锁、汽车用长形扫把：骨折时做夹板用。

但这些毕竟只是替代用品，所以在使用时应注意以下一些事项：

不管使用什么物品作为止血带，都应在替代品上标明时间，每隔50分钟缓慢放松一次，放松的时间为3～5分钟，要经常观察肢体远端有无瘀血，是否变紫或苍白。

木棒、裁尺、木板、手杖、厚杂志等当夹板用时，外边最好再用毛巾等物品包裹一下，使患部得到充分固定。

第三节 地震的现场救护

我国位于世界两大地震带——环太平洋地震带与欧亚地震带之间，受太平洋板块、印度洋板块和菲律宾海板块的挤压，地震断裂带十分活跃，是一个震灾严重的国家。20世纪死亡人数超过20万的两次特大地震均发生在我国。

一、地震灾害的特点

◆ 受灾面积广、破坏性大、伤害严重。

◆ 直接造成压、砸、埋、窒息等伤害。

◆ 引发次生伤害。

◆ 造成疫情及群体心理影响。

二、各种环境下的避震原则

1.房屋内避震

◆ 迅速躲到坚固家具附近，或内墙墙根处。

◆ 躲进开间小的房间内，如厕所，如图5-1。

◆ 不可跳楼，不要站在窗边或阳台上。

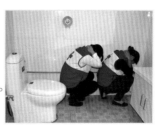

图5-1

2.学校内避震

◆ 要立即抱头躲至课桌下。

◆ 在室外可避开建筑物和危险物体，原

地蹲下或趴下，双手保护头部。

◆ 服从老师指挥，有序迅速逃离，不跳窗，不停留在楼梯间。

3.公共场所避震

◆ 服从指挥，就近在牢固物体旁蹲伏。

◆ 要有序迅速撤离，不乘电梯。

◆ 避开人流，防止拥挤及踩踏伤害。

4.室外避震

◆ 迅速选择开阔地蹲下或趴下。

◆ 避开建筑物，避开公路或铁路。

◆ 避开危险场所和危险物体。

◆ 不随便返回室内。

三、救护原则

在确保救护人员安全的前提下，现场采取先近后远、先抢后救的原则，开展对震区人员的搜寻、脱险、救护医疗一体化的大救援。

◆ 先近后远。先救近处的人，再救远处的人。

◆ 先挖后救，挖救结合。

◆ 先救命，后治伤。

◆ 开放性伤口给予包扎，骨折给予固定。

◆ 脊柱骨折在地震中十分常见。运送脊椎受伤的伤病员要用硬质担架，并将伤病员固定在担架上。

◆ 检查伤情并分类。

◆ 灾害的瞬间降临，对人的心理伤害十分严重，因此在救援中应体现人文关怀，积极开展心理支持工作。

四、处理方法

1.救援措施

◆ 对埋在瓦砾中的幸存者，先建立通风孔道，防止窒息。

◆ 挖出后应立即清除口鼻异物和压在伤者头面部、胸腹部的泥土。检查伤病员，判断意识、呼吸、循环体征，并保持呼吸道通畅。

◆ 从缝隙中缓慢将伤员救出时，应保持脊柱中立位，以免伤及脊髓。

◆ 救出伤员后及时检查伤情，对神志不清、大出血等危重急症者优先救护，对外伤、出血给予包扎、止血，对骨折给予固定，脊柱骨折要正确搬运。

◆ 因为恐惧，心脏病、高血压患者的病情可能会复发或加重，从而引起猝死，对此类伤病员要特别关注。

2.身处危险环境中的自救

◆ 设法避开身体上方不结实的倒塌物、悬挂物或其他危险物，用砖石、木棍等支撑残垣断壁，以防余震时再被埋压。

◆ 搬开身边可搬动的碎砖瓦等杂物，扩大活动空间。

◆ 不要随便动用室内设施，包括电源、水源等，不要使用明火。

◆ 不要大喊大叫，应保存体力，用敲击的方法求救。

◆ 闻到煤气或有毒异味时，要用湿衣服捂住口鼻。

◆ 保护和节约使用饮用水、食物。

3.危重伤员的现场处理

◆ 呼吸、心跳停止者，立即实施心肺复苏。

◆ 休克伤病员应立即平卧，伴有颅脑、胸腹外伤的病员要迅速护送至医疗单位。

◆ 对严重的开放性污染的创面，要除去泥土秽物，用无菌敷料或其他干净物覆盖包扎。

人体四肢肌肉因长时间受压，可导致肌肉组织缺血坏死、肢体肿胀及急性肾功能衰竭，伤病员被救出后，表现为少尿或无尿。对此类伤病员的伤肢可稍加固定以限制活动，严禁加压包扎和使用止血带。

第四节 烧烫伤的现场救护

烧烫伤是生活中常见的意外。由火焰、沸水、热油、电流、高温蒸汽、辐射、化学物质（强酸或强碱）等引起。

一、主要症状

◆ Ⅰ度烧伤：皮肤发红，轻度疼痛，一般在2～3天内恢复。

◆ Ⅱ度烧伤：皮肤上出现水泡，水泡破后可见创面呈浅红色，或白中透红，或有红色小点。创面疼痛剧烈。一般需要2～4周的恢复时间。

◆ Ⅲ度烧伤：皮肤全层，甚至肌肉、血管、神经和骨组织被烧坏。疼痛消失，皮肤、肌肉无弹性，干燥无水泡，皮肤呈白色，或焦黄色，或黑色。

二、烧伤面积的估计

烧伤面积是以烧伤部位与全身体表面积百分比计算的。

◆ 新九分法：头、颈、面各占3%，共占9%；双上肢（双上臂占7%、双前臂占6%、双手占5%）共占18%；躯干（前占13%、后占13%、会阴占1%）共占27%；双下肢（两大腿占21%、两小腿占13%、双臀占5%、足占7%）共占46%。

◆ 手掌法：伤员五指并拢，按一手掌的面积等于自己身体面积的1%计算，用于不规则或小面积烧伤的粗算。

三、现场救护原则

◆ 人体着火时，要迅速脱离致伤现场。衣服着火应立即在地上翻滚或翻入附近的水沟中，以迅速灭火。切勿喊叫、奔跑，以免风助火威，造成呼吸道烧伤。

◆ 肢体被沸水或蒸汽烫伤时，应立即剪开已湿透的衣服鞋袜。然后将受伤的肢体浸于冷水中，这样可起到止痛和消肿的作用。切勿强行撕脱与伤口粘在一起的贴身衣服，可用剪刀先剪开，然后慢慢脱去。对于烧伤和烫伤，应用消毒纱布覆盖在伤口上，不要刺破水泡，严禁用红药水、碘酒和其他未经医生同意的药物涂抹。

◆ 小面积的Ⅰ、Ⅱ度烧伤，可先用清洁的冷水浸泡或用自来水冲洗伤口30分钟以上，以降低表面温度、减轻深部伤害，但要注意保暖。Ⅰ度烧伤冲洗后创面涂上外用烧烫伤膏药。

◆ 如果皮肤已破，不要随便冲洗，应去医院包扎。如有水泡也不要挑破，以免感染。

◆ 严重口渴者，可饮用少量淡盐水或淡盐茶。如果条件允许，可服用烧伤饮料。

◆ 对于大面积烧伤或严重烧伤者，应尽快送至医院治疗。

四、酸碱烧伤的现场急救

1.烧伤症状

硫酸烧伤的伤口呈褐色，盐酸、石碳酸烧伤的伤口呈白色或灰黄色，硝酸烧伤的伤口呈黄色。烧伤局部疼痛剧烈，皮肤组织溃烂，严重烧伤者可引起休克。

2.现场救护

◆ 脱离现场，如果是被少量强酸、强碱烧伤，立即用纸巾、毛巾等蘸吸，并用大量的流动清水冲洗烧伤局部，冲洗时间应在15分钟以上，冲洗时将伤病员被污染的衣物脱去。

◆ 酸碱物质溅入眼睛时，应立即将面部倾向一侧，睁开双眼，翻转眼睑，用大量清水轻柔地冲洗双眼；或用盆盛满清水，面部浸入水盆里，睁大双眼或把眼睑分开，左右摆动头部，让波动的水把眼部的酸碱物质冲洗掉。

◆ 误服酸碱物质的伤病员，可服用蛋清、牛奶、面糊、稠米汤等食品，以保护口腔、食道、胃黏膜。禁止催吐。

◆ 立即拨打急救电话，迅速将伤者送到有条件的正规医院进行处理。

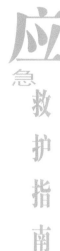

第五节 中暑的现场救护

中暑是机体热平衡机能紊乱的一种急症。高温是发生中暑的根本原因，通风不良的屋内、烈日下和高温环境中，人体内散热困难，热量越积越多，身体无法调节，最后引起中暑。

一、中暑分类及症状

1.先兆中暑

在高温环境下出现大汗、口渴、无力、头晕、眼花、耳鸣、恶心、胸闷、心悸、注意力不集中、四肢发麻等，体温不超过37.5℃。

2.轻度中暑

上述症状加重，体温在38℃以上、面色潮红或苍白、大汗、皮肤湿冷、脉搏细弱等。

3.重度中暑

◆ 中暑高热：体温在40℃以上、头疼、烦躁不安、嗜睡或昏迷、面色潮红、汗闭、皮肤干热、呼吸急促等。

◆ 中暑衰竭：体温在38℃左右、面色苍白、皮肤湿冷、呼吸快而浅、神志不清、意识淡漠或昏迷等。

◆ 中暑痉挛：体温正常、口渴、尿少、肌肉痉挛、疼痛等。

◆ 日射病：体温正常或略高、剧烈头痛、头晕、恶心呕吐、耳鸣、眼花、烦躁不安、意识淡漠或昏迷等。

二、救护措施

◆ 将伤病员搀扶到阴凉通风的地方，为伤病员扇风，如图5-2。

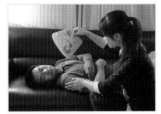

◆ 先解开伤病员衣领、腰带，脱去外衣，用温水擦拭头、颈部及四肢。

图5-2

◆ 清醒者可饮一些淡盐水或淡茶水，可服用藿香正气水、十滴水、仁丹等。

◆ 严重中暑者，经降温处理后，应立即送往医院。

三、预防措施

◆ 避免长时间在高温及潮湿的环境下工作或运动，如有需要应戴草帽或遮阳帽。

◆ 高龄者、体弱者、产妇不宜在高温、高湿的室内逗留。

◆ 高温作业人员应及时补充盐分及营养。

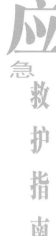

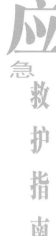

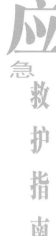FIRST AID MANUAL

第六节 咬伤的现场救护

一、毒蛇咬伤处理

首先确认是否被毒蛇咬伤。大多数毒蛇头部呈三角形，咬痕上有两个较大和较深的牙印，无毒蛇则为成排的细小牙痕。

被毒蛇咬伤后，一定要保持镇定，减少肢体活动，放低伤肢，以免因血液循环加快而加速毒素吸收。立即用绳子、布带或裤带在伤肢的近心端约5厘米处进行绑扎，以减少毒液的吸收和扩散。每隔25～30分钟松绑1～2分钟，以防肢体坏死，如图5-3。

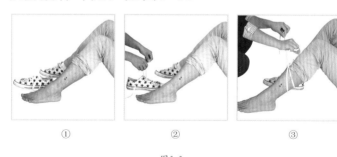

① ② ③

图5-3

◆ 如有条件，可用干净的锐器以毒蛇牙痕为中心作"十"字形切开，深达皮下，再用力挤压或用嘴吸毒（口腔黏膜破损者禁用），以排出毒素，也可用拔火罐或用茶杯吸出毒素。然后用0.1%的高锰酸钾溶液或清水冲洗。

◆ 内服并在伤口周围外敷蛇药，然后尽快将伤病员送去医院。

二、狗咬伤处理

◆ 挤压伤口，排出带毒液的污血，或用拔火罐吸出毒液，但绝不能用嘴去吸伤口处的污血。

◆ 立即用浓度为20%的肥皂水冲洗伤口，接着用1∶1000的高锰酸钾溶液冲洗，再用清水洗净（至少15分钟），最后用2%～3%的碘酒或75%的酒精局部消毒。如果伤口很大，软组织损伤严重，则不可冲洗过度，防止引发大出血。

◆ 局部伤口原则上不缝合、不包扎、不涂软膏、不用粉剂，以利伤口排毒。如伤及头、面部，或伤口大且深、伤及大血管需要缝合包扎时，应以不妨碍引流、保证充分冲洗和消毒为前提，作抗血清处理后即可缝合。

◆ 迅速送往医院或当地疾病控制中心，注射抗狂犬病毒血清和狂犬疫苗，可同时使用破伤风抗毒素和进行其他抗感染处理，以控制狂犬病以外的其他感染。

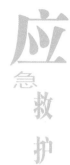

第七节 煤气中毒的现场救护

一、常见煤气中毒的原因

◆ 在密闭居室中使用煤炉取暖、做饭。由于通风不良，供氧不充分，大量一氧化碳积聚在室内。

◆ 使用一氧化碳较多的管道煤气，如果管道漏气、开关不紧或烧煮中火焰被扑灭时，会导致煤气大量溢出，从而引起中毒。

◆ 使用燃气热水器，通风不良、洗浴时间过长等因素都易导致煤气中毒。

◆ 冬季在车库内发动汽车，或开动车内空调后在车内睡觉，都可引起煤气中毒。

◆ 矿井爆破，或以煤气为燃料的工厂设备故障、管道漏气时，易发生煤气中毒。

二、中毒症状

◆ 轻度中毒：头痛、头晕、耳鸣、全身无力、恶心呕吐等。

◆ 中度中毒：除了轻度中毒的症状，还伴随面色潮红、口唇樱桃红色、躁动不安等。

◆ 重度中毒：可迅速昏迷，持续数小时或数天，面色呈樱桃红色。

三、现场急救原则

◆ 做好个人保护，用湿毛巾捂住口鼻，尽快让伤病员离开中毒环境，并立即开窗，流通空气。

◆ 伤病员安静休息，避免活动。

◆ 有条件时可吸氧。

◆ 伤病员心跳、呼吸停止时，立即进行心肺复苏。

◆ 拨打急救电话。（严禁在现场拨打电话、点火和开启照明设备）

◆ 迅速联系煤气公司排除障碍。

第八节 触电的现场救护

触电是一定量的电流通过人体，引起机体损伤或功能障碍，甚至死亡，如图5-4。触电的时间越长、电压越高，人体所受的电损伤就越严重。雷击也是一种触电形式，其电压可高达几千万伏特，造成极强的电流电击，危害极大。

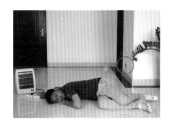

图5-4

一、触电对人体的伤害

触电对人的伤害主要是电灼伤和电击伤。

1.电灼伤

主要是局部的热、光效应，轻者只有皮肤灼伤，严重的灼伤面积大，并深达肌肉、骨骼，电流入口处较出口处严重，组织出现黑色碳化。

2.电击伤

电流对人致命的威胁是造成心脏的心室纤维性颤动，很快导致心跳停止。电流对中枢神经危害也很大，会导致呼吸停止。

二、临床表现

1.轻型

精神紧张、面色苍白、触电处麻痛、呼吸心跳加速、头晕，敏感的人会休克，但会很快恢复。

2.重型

触电后即出现心跳呼吸的变化。呼吸浅且快、心跳快、心律不齐、肌肉抽搐、昏迷、血压下降。如不及时脱离电源，很快就会呼吸不规则甚至停止、心律失常、心室纤颤，数分钟后心脏停止跳动而死亡。

触电的并发症还有失明、耳聋、精神异常、肢体瘫痪、出血、骨折、继发感染等。

3.局部烧伤

低压电流所致伤口小，伤口焦黄，较干燥（似烤糊状）；高压电流或闪电烧伤，表面会有烧伤烙印闪电纹，给人感觉烧伤并不严重，但实际烧伤面积大、伤口深，重者可伤及肌肉、肌腱、血管、神经及骨骼。

雷击的危害类似触电，只是更快更严重。当雷电直接击中人体时，会立即引起死亡。如果人在雷击点方圆10米以内，有时会受到跨步电压的伤害。

三、现场急救原则

1. 伤病员脱离电源的处理

◆ 触电者触及带电设备，救护员应设法迅速切断电源，如关闭开关、拔除电源插头等，或使用干燥的木棒、木板等绝缘物品使触电者脱离电流。还可以佩戴绝缘手套，抓住触电者干燥而不贴身的衣服，将其拉开，如图5 5。

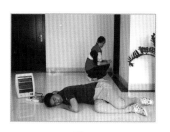

图5-5

◆ 如果电流通过触电者入地，并且触电者紧握电线，可设法用干木板等塞到其身下，使其与地隔离。也可用木棍或有绝缘柄的钳子等将电线弄断，最好要分相，一根一根地剪断，并尽可能站在绝缘物体上操作。

◆ 触电者触及高压带电设备，救护员应立即切断电源或用适合该电压等级的绝缘工具

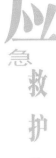
（戴绝缘手套、穿绝缘靴并用绝缘棒）解脱触电者，救护员在抢救过程中应注意与周围带电部分保持必要的安全距离。

◆　如果触电发生在电线杆上，若是低压带电线路，应迅速切断电源，或者由救护员迅速登杆，系好自己的安全皮带后，用带绝缘胶柄的钢丝钳或其他绝缘物体将触电者拉离电源；不论是在何级电压线路上触电，救护员在使触电者脱离电源时，要注意防止发生从高处坠落和再次触及其他有电线路的可能。

◆　如果触电者触及断落在地上的带电高压导线，要先明确线路是否有电，救护员在未做好安全措施（如穿绝缘靴或临时双脚并拢跳跃以接近触电者）前，不得接近以断线点为中心的8～10米的范围内，以防跨步电压伤人。救护员使触电者脱离带电导线后，应迅速将其带至8～10米以外再开始心肺复苏急救。只有在确认线路已经无电后，才可在触电者离开触电导线后，立即就地进行抢救。

救护触电者必须切断电源，有时也会同时使照明断电，因此应考虑用事故照明灯、应急灯等临时照明。新的照明要符合使用场所的防火、防爆要求，且不能延误切断电源和进行急救。

2.伤病员脱离电源后的处理

◆ 对神志清醒的触电伤病员，应使其就地平卧，严密观察其呼吸、脉搏等生命指标，暂时不要让其站立或走动。

◆ 对神志不清的触电伤病员，应使其就地平卧，且确保气道通畅，并用5秒时间呼叫伤病员并轻拍其肩部，以判定伤员是否有意识。禁止摇动伤病员头部呼叫伤病员。

◆ 对需要进行心肺复苏的伤病员，在其脱离电源后，应立即进行有效的心肺复苏抢救。

◆ 紧急呼救，将伤病员尽快送往医院。

第九节 溺水的现场救护

溺水又称淹溺，是人淹没于水中时，水随呼吸进入呼吸道或肺内引起的窒息。少数人也可因为寒冷、惊吓或水的刺激引起喉部反射性痉挛，造成窒息缺氧。

一、症状

伤病员昏迷，皮肤黏膜苍白或发绀，手足厥冷，呼吸和心跳微弱或停止，口、鼻充满泡沫或污泥、杂草等杂物，腹部常隆起。

二、现场急救

1.不会游泳者的自救

◆ 落水后不要惊慌失措，一定要保持头脑清醒。

◆ 将头顶向后，口向上，口、鼻露出水面，此时就能进行呼吸了。

◆ 呼气要浅，吸气要深，尽可能使身体浮于水面，等待他人救援。

◆ 切记不可将手上举或拼命挣扎，这样容易使身体下沉。

2.会游泳者的自救

◆ 通常是小腿抽筋而引起的淹溺，此时应保持镇定，及时呼救。

◆ 将身体抱成一团，浮上水面。

◆ 深吸一口气，把脸浸入水中，将抽筋下肢的脚拇指尽力地向前上方拉，使其翘起来，持续用力，当剧痛消失，抽筋也会随之停止。

◆ 一次发作后，同一部位会再次抽筋，所以对疼痛处要充分按摩，并慢慢向岸上游去，上岸后最好再充分按摩和热敷。

◆ 如果手腕肌肉抽筋，可将手指上下屈伸，并采取仰面位，用两腿游泳。

3.互救

◆ 救护员应镇定，脱去衣裤，尤其要脱去鞋子，尽快游到溺水者的身后。

◆ 对筋疲力尽的溺水者，救护员可从头部接近。

◆ 对神志清楚的溺水者，救护者应从背后接近。用一只手从背后抱住溺水者的头颈，另一只手抓住溺水者的手臂游回岸边。防止被溺水者紧抱缠身而双双下沉。

◆ 如救护员游泳技术不娴熟，最好携带救生圈等辅助工具进行救援。

4.岸上救护

◆ 上岸后，将溺水者的头偏向一侧，清除口、鼻腔的污物，使溺水者的舌头伸出口外，保持气道通畅，检查呼吸、脉搏。

◆ 救护员保持半跪姿势，让溺水者俯卧，腹部放在救护员的大腿上，头部下垂。轻压溺水者的背部，或采用海氏腹部冲击法，给予控水。如果控水效果不佳，不要为此耽误过多时间，应稍加控水后立即进行心肺复苏。

◆ 如遇呼吸停止、意识不清者，迅速打开其气道，口对口吹，实施人工吹气。胸部若无起伏，按气道异物梗塞急救法救治。

◆ 如呼吸、心跳停止，立即采取心肺复苏急救。

◆ 不要轻易放弃抢救，尤其是在体温正常的状态下，应抢救更长时间，直到专业医务人员到达现场。

◆　现场救护有效，伤病员恢复心跳、呼吸后，可用干毛巾擦遍全身，自四肢、躯干向心脏方向摩擦，以促进血液循环。

第十节 矿难的现场救护

从国有企业到私营企业，从大型煤矿到小型煤窑，近年来都能见到矿难。矿难造成的损失严重，影响恶劣，成为社会各界普遍关注的焦点，煤矿工人一旦进入矿井，就会面临着矿场坍塌、火灾、爆炸、地下水渗漏等突发事件，这些无一不给自己的生命带来威胁。

一、瓦斯爆炸

当瓦斯超过一定指标后，就会有爆炸的危险。这时候只要遇到一点火星，包括矿工用电钻钻孔时摩擦产生的火星，也会促使整个井内的瓦斯全部燃烧，产生强大的爆炸和空气冲击波，并瞬间产生高温火焰和大量有毒有害气体。这时在现场或附近工作面的人员，一定要沉着冷静，千万不可惊慌失措、乱喊乱叫，应该迅速采取自救措施。

◆　当听到爆炸声响或感觉到爆炸冲击波造成的空气震动气浪时，所有人员应迅速背朝爆炸冲击波传来的方向卧倒，脸要朝下，头尽量低些，有水沟的地方要卧倒在水沟侧，然后用湿毛巾捂住口鼻；爆炸瞬间，要尽力屏住呼吸，防止吸入有毒高温气体。要用衣物盖住身体裸露部分，使身体露出部分尽量减少，以防止爆炸瞬间产生的高温灼伤身体。

◆　要迅速正确佩戴好自救器，辨别方向，沿避灾路线尽快进入有新鲜空气的巷道，离开灾区。两人以上要同行，互相照应。行进中注意通风情况，迎着风流方向走。

◆　如巷道破坏严重，无法前往安全的地点时，或不清楚撤退路线是否安全时，就要设法进入避难室，或在顶板坚固、支护完整、无有害气体、有水源或离水源较近的地方构筑临时避难室，并将压风阀门打开，放出压缩空气，供人员呼吸，把矿灯、衣物挂在明显处，在避难室内安静而耐心地等待救援。避难室如有电话，可通过电话与矿调度室联系。

二、透水

煤矿透水是指在坑道里开采煤矿的时候，挖穿洞壁接通地下水或者挖穿积水的废弃坑道引发的事故。一般是打眼的时候出现，当钻杆钻在煤层上，不小心钻透水层的时候，水就会从钻眼射出，射出的水柱力量非常巨大，可以将一个人穿透，或者将一个人压到对面煤层中1米。水柱随着钻眼扩大，在几秒钟内直径就可以达到2～3米。一旦发现矿井透水，现场人员撤退时应注意以下事项：

◆ 透水后，应在可能的情况下迅速观察和判断透水的地点、水源、涌水量、发生原因、危害程度等情况，根据预防灾害计划中规定的撤退路线，迅速撤退到透水地点以上的水平面，而不能进入透水点附近及下方的独头巷道。

◆ 行进中，应靠近巷道一侧，抓牢支架或其他固定物体，尽量避开压力水头和泄水主流，并注意防止被水中滚动的矸石和木料撞伤。

◆ 如果透水后巷道中的照明和路标被破坏，迷失行进方向时，遇险人员应朝着有风流通过的向上巷道方向撤退。

◆ 在撤退沿途和所经过的巷道交叉口，应留设指示行进方向的明显标志，以提示救护人员的注意。

◆ 人员撤退到竖井需从梯子间上去时，应遵守秩序，禁止慌乱和争抢。行动中手要抓牢，脚要蹬稳，切实注意自己和他人的安全。

◆ 如果唯一的出口被水封堵无法撤退时，应有组织地在独头工作面躲避，等待救护人员的营救。严禁盲目潜水逃生等冒险行为。

◆ 当现场人员被涌水围困无法退出时，应迅速进入预先筑好的避难室中避灾，或选择合适地点快速建筑临时避难室避灾。进入避难室前，应在室外留设明显标志。

◆ 在避灾期间，要有良好的精神心理状

态，情绪要稳定。要做好长时间避灾的准备，除轮流担任哨岗观察水情的人员外，其余人员均应静卧，以减少体力和空气消耗。

◆ 用敲击的方法有规律、间断地发出呼救信号，向救护人员指示躲避处的位置。

◆ 被困期间断绝食物后，即使在饥饿难忍的情况下，也应努力克制自己，决不食杂物充饥。需要饮用井下水时，应选择适宜的水源，并用纱布或衣服过滤。

◆ 长时间被困在井下，发现救护人员到来营救时，避灾人员不可过度兴奋和慌乱。得救后，不可吃硬质和过量的食物，要避开强烈的光线，以防发生意外。

三、冒顶

冒顶事故是矿井采掘工作面生产过程中经常发生的，发生冒顶事故后自救的方法：

◆ 发现采掘工作面有冒顶的预兆，自己又无法逃离现场时，应立刻把身体靠向有强硬支柱的地方。

◆ 冒顶事故发生后，被困者要尽一切努力争取自行脱离事故现场。无法逃脱时，要尽可能把身体藏在支柱牢固或岩石架起的空隙中，防止再受到伤害。

◆ 当大面积冒顶堵塞巷道，即矿工们所说的"关门"时，应沉着冷静，统一指挥，只留一盏灯供照明使用，并用铁锹、铁棒、石块等不停地敲打通风、排水管道，向外报警，使救护人员能及时发现目标，准确迅速地展开抢救。

第六章　国际红十字运动的基本知识

人类社会是按照历史的规律和法则前进的，历史总是在偶然与必然的轮回中选择前进的方向，红十字运动也不例外。红十字运动起源于战场救护，是人类文明进步的象征，是人类社会发展的必然产物。

一、国际红十字运动的诞生

红十字运动肇始于19世纪中叶的欧洲，瑞士人亨利•杜南（1828～1910）是红十字运动的创始人。

1958年6月24日，一场战争——索尔弗利诺战役改变了他的一生。这次经历深深触动了亨利•杜南的良知和思维。1862年11月亨利•杜南撰写并出版了《索尔弗利诺回忆录》，他在书中提出两项重要建议：

一是在各国设立全国性的志愿伤兵救护组织，平时开展救护技能训练，战时支援军队医疗工作；

二是签订一份国际公约给予军事医务人员、医疗机构及各国志愿的伤兵救护组织以中立的地位。

这两项建议，得到日内瓦的四位知名的公民——日内瓦公共福利会会长莫瓦尼埃、杜福尔将军、阿皮亚医生和莫诺瓦医生的赞赏和支持。1863年2月9日，"伤兵救护国际委员会"（又称"日内瓦五人委员会"）宣告成立。1875年改名为"红十字国际委员会"。

1863年10月26日，来自16个国家和4个私人组织的36名代表在日内瓦召开了国际会议。会议通过了亨利·杜南提出的两项重要建议外，并规定采用白底红十字臂章作为救护人员的保护性标志。

二、国际红十字运动的组成

国际红十字运动，从1863年初成立"伤兵救护国际委员会"算起，迄今已超过150多年，组织机构逐渐发展，现已遍及全世界。运动由三个部分组成，即红十字国际委员会（简称国际委员会）、红十字会与红新月会国际联合会（简称国际联合会）、全世界共186个（截至2015年6月）获正式承认的国家红十字会或红新月会（简称各国红会）。

三、中国红十字会的工作

中国红十字会成立于1904年3月。110多年来，中国红十字会以发扬人道主义精神，保护人的生命和健康，促进人类和平进步事业为宗旨，以改善最易受损害群体境况为工作目标，在战争时期，做了大量力所能及的救护、救助工作。在和平时期，重点做了如下几个方面的工作：一是开展灾害救助赈济工作；二是开展群众性的救护培训；三是参与社区服务工作；四是传播红十字运动基本知识；五是推动无偿献血和建立中华骨髓库；六是开展红十字青少年工作。

中国红十字会的各级组织遍布全国，各个省、市、自治区都建立了分会，到目前为止拥有1900余万会员和7万多个基层组织，是世界上会员最多的国家红十字会。

四、国际红十字运动的基本原则

1.人道

国际红十字与红新月运动的本意是不加歧视地救护战地伤员，不管是国际冲突还是国内冲突。努力防止并减轻人们的疾苦，不论这种疾苦发生在什么地方。本运动的宗旨是保护人的生命和健康，保障人类的尊严；促进人与人

FIRST AID MANUAL

之间的相互了解、友谊和合作，促进持久和平。

2.公正

本运动不因国籍、种族、宗教信仰、阶级和政治见解而有所歧视，仅根据需要，努力减轻人们的疾苦，优先救济困难最紧迫的人。

3.中立

为了继续得到所有人的信任，本运动在冲突双方之间不采取立场，任何时候也不参与涉及政治、种族、宗教或意识形态的争论。

4.独立

本运动是独立的。虽然各国红十字会是本国政府人道工作的助手并受本国法律的制约，但必须始终保持独立，以便任何时候都按本运动的原则行事。

5.志愿服务

本运动是志愿救济运动，绝不期望以任何形式得到好处。

6.统一

任何一个国家只能有一个红十字会或红新月会。它必须向所有人开放，必须在全国范围内开展人道工作。

7.普遍

国际红十字与红新月运动是世界性的。在这个运动中，所有的红十字会和红新月会都享有同等地位，负有同样责任和义务，并相互支援。

应
急救护指南

98